[Aus dem Institut für Hygiene und Bakteriologie zu Gelsenkirchen.]
(Direktor: Prof. Dr. med. Hayo Bruns.)

Über den Paratyphus A.

Im Anschluß
an eine größere Paratyphus A-Epidemie von leichterem Charakter im Franzosengefangenenlager einer Zeche in G. im Sommer 1915.

Von

Dr. med. **Heinrich Hennis**,
Assistenzarzt.

Separat-Abdruck aus der

Zeitschrift für Hygiene und Infektionskrankheiten.

Herausgegeben von C. Flügge u. G. Gaffky.

Vierundachtzigster Band.

1917.

Verlag von Veit & Comp. in Leipzig.

[Aus dem Institut für Hygiene und Bakteriologie zu Gelsenkirchen.]
(Direktor: Prof. Dr. med. Hayo Bruns.)

Über den Paratyphus A.

Im Anschluß an eine größere Paratyphus A-Epidemie von leichterem Charakter im Franzosengefangenenlager einer Zeche in G. im Sommer 1915.[1]

Von

Dr. med. **Heinrich Hennis**,
Assistenzarzt

Das bisher seltene Vorkommen von Paratyphus A-Infektionen in Deutschland, sowie die verhältnismäßig geringe deutsche Literatur über den Paratyphus A veranlaßt mich, über eine größere Paratyphus A-Epidemie zu berichten, die unter dem Arbeitskommando einer Zeche in G. im Sommer 1915 auftrat. Ich glaube mich dazu um so mehr berechtigt, als Paratyphus A-Erkrankungen in Frankreich, besonders in den französischen Kolonien Nordafrikas, ferner in den englischen Kolonien Indiens gar nicht so selten sind und durch Soldaten und Kriegsgefangene auch leicht bei uns größeren Eingang finden können.

In einem kürzlich gegebenen Erlaß des Feldsanitätschefs wird darauf hingewiesen, daß an der Westfront in letzter Zeit Paratyphus A bei typhösen Erkrankungen wiederholt bakteriologisch festgestellt wurde, und daß diesem Vorkommen auch bei den bakteriologischen Untersuchungen in der Heimat Beachtung zu schenken ist.

Die hier zu beschreibendeParatyphus A-Epidemie trat im Juni und Juli 1915 unter den französischen Gefangenen in einem hiesigen Arbeitskommando auf und zeigte 29 Erkrankungsfälle.

[1] Da diese am 24. Dezember 1915 vollendete Arbeit aus äußeren Gründen erst jetzt in Druck erscheinen kann, veröffentlichte der Abteilungsvorsteher am Institut, Dr. med. Quadflieg, eine kurze Mitteilung über die Epidemie bereits in Nr. 6, Jahrg. 1916, der *Zeitschrift für Medizinalbeamte*.

Das Arbeitskommando bestand zur Zeit der Epidemie fast ausschließlich aus französischen Soldaten, die bei Arras gefangen genommen waren. Die Erkrankten gehörten mit wenigen Ausnahmen dem 70. (Garnison: Ille et Villaine) und 80. (Garnison Toulouse) Infanterieregiment an. Die Rekrutierungsgebiete des Regiments Nr. 70 sind die östlichen Provinzen, die des Regiments 80 die Pyrenäengebiete. Angeblich war den Soldaten über das Vorkommen von Typhus weder in den Garnisonen noch in den Rekrutierungsgebieten etwas Näheres bekannt. Die Gefangennahme war am 9. Mai 1915 erfolgt, am 13. Mai kamen die Soldaten im Gefangenenlager in Münster an. Hier blieben sie nur kurze Zeit bis zu ihrer Überweisung zu dem Gefangenenkommando in G., wo sie sämtlich bereits bis zum 2. Juni eingetroffen waren. Sie geben an, alle vor dem Ausrücken der Truppe 4 mal gegen Typhus geimpft und bis zu ihrer Gefangennahme gesund gewesen zu sein. Die Frage, ob unter den Truppen bei Arras Typhus vorgekommen sei, wurde von mehreren Soldaten bejahend beantwortet, dagegen von einem Unteroffizier, der sich möglicherweise dabei von Patriotismus bestimmen ließ, entschieden verneint. Auch von Typhuserkrankungen während ihres Aufenthaltes im Gefangenenlager in Münster war den Leuten nichts bekannt.

Die ersten 3 Fälle meldeten sich am 9. VI. 15 krank. Es folgten dann im Juni noch 11, im Juli 14 und am 11. VIII. die letzte Erkrankung.

Wenn man berücksichtigt, daß 8 bis 14 Tage nach Eintreffen auf der hiesigen Arbeitsstelle die ersten Erkrankungen auftraten, so könnte man versucht sein, die Infektionsquelle hier vielleicht in den Speisen zu suchen. Bei näherer Betrachtung muß dies jedoch als ziemlich unwahrscheinlich bezeichnet werden, denn der Paratyphus A wurde bisher hier noch nicht beobachtet — wir haben ihn in unserem Institut, trotzdem wir bei unsern jahrelangen Untersuchungen, die nach Zehntausenden zählen, stets darauf geachtet haben, nie nachweisen können —, dann dürfte auch zutreffenden Falles doch noch ein umfangreicheres explosionsartigeres Auftreten zu erwarten gewesen sein. Was weiter dagegen spricht, ist auch das Gesundbleiben aller deutschen Bewachungsmannschaften, obwohl diese ihre Verpflegung aus derselben Küche erhielten. Auch konnten wir in allerdings erst später eingesandten Fleisch- und Wurstproben weder durch Kulturverfahren noch durch Tierversuch pathogene Keime ermitteln. Außerdem wurden stets Kostproben der Speisen vorgenommen. Sonach muß wohl die Infektionsquelle bei den Franzosen selbst zu suchen sein, sei es, daß sie unter sich Bazillenträger beherbergten, oder daß Nahrungsmittel, die ihnen aus Frankreich geschickt worden waren, die Infektion verbreiteten. Nach ihrer Mitteilung hatten sie aus ihrer Heimat viel Weißbrot, das zum Teil verschimmelt war, und Fleischkonserven erhalten und gegessen. Natürlich lassen sich jetzt nur noch Mutmaßungen über den Ursprung der Krankheit anstellen. Möglicherweise haben die Fleischkonserven den Infektionserreger enthalten, jedoch können wir darüber nichts Bestimmtes sagen, da uns diese zur bakteriologischen Untersuchung nicht zur Verfügung standen.

Dank den rechtzeitig getroffenen Maßnahmen ist die Epidemie auf einen verhältnismäßig geringen Teil des Lagers beschränkt worden. Zunächst wurden alle verdächtig Erkrankten sofort abgesondert, die Latrinenverhältnisse wurden gut überwacht, und Desinfektionsmittel bereitgestellt, so auch zur Reinigung der Hände, besonders nach jeder Benutzung der Aborte. Ferner wurden die Gefangenen und die Bewachungsmannschaften über die persönliche Prophylaxe belehrt. Um etwa vorhandene Bazillenträger ausfindig zu machen, wurde eine zweimalige Untersuchung von Stuhl und Urinproben sämtlicher Gefangenen und Bewachungsmannschaften angeordnet und durchgeführt. Die deutsche Bewachungsmannschaft bewies sich als frei von Paratyphus-A-Bazillen, dagegen fanden sich unter den Franzosen 7 Paratyphus A-Bazillenträger. Dieser Prozentsatz erscheint als recht hoch, und ich möchte annehmen, daß ein Teil dieser Bazillenträger leichte Erkrankungen durchgemacht hat. Natürlich wurden auch die Bazillenträger sofort isoliert, bis wiederholte Untersuchungen sie als nicht mehr ansteckungsfähig erwiesen.

Bei der Seltenheit der Erkrankung in Deutschland interessiert wohl besonders der klinische Verlauf. Ich lasse darüber die Angaben folgen, die mir Herr Kollege Vonderhagen vom Marienhospital zu Wattenscheid liebenswürdigerweise zur Verfügung stellte. Für sein freundliches Entgegenkommen sage ich ihm an dieser Stelle meinen verbindlichsten Dank.

Im allgemeinen verliefen die Erkrankungen etwa folgendermaßen:

Über die Inkubationszeit lassen sich keine genauen Angaben machen. Die Patienten selbst sagten fast übereinstimmend aus, daß sie sich in den letzten Tagen auf ihrer Arbeitsstätte krank und matt fühlten, sie klagten über heftige Kopfschmerzen, über Reißen und Ziehen in den Gliedern. Der Appetit war schlecht, die Stuhlentleerungen waren unregelmäßig und in der Mehrzahl der Fälle angehalten.

Bei der Aufnahme bestand in der Regel mäßig febrile Temperatur, 38 bis 39° C. Es kamen auch Fälle vor, die, obwohl klinisch wie bakteriologisch Paratyphus, vollkommen fieberfrei verliefen. Objektiv machten die Patienten einen recht schlaffen und kranken, oft schwerkranken Eindruck. Die Zunge war geschwollen und stark breit weiß belegt. Der Leib war weich, auch in der späteren Zeit nicht aufgetrieben. Roseola und Milztumor waren in keinem Falle nachweisbar. Einige Tage nach der Einlieferung war die rechte Beckengegend auf Druck schmerzempfindlich. Ileocoecalgurren wurde bei allen Patienten beobachtet.

Der Kopfschmerz wurde stärker und war fast das einzige Symptom. Der Stuhl war noch angehalten, der Puls gut; Herzbeschleunigung wurde nicht festgestellt.

Nach 6 bis 8 Tagen traten Durchfälle auf, die erbsenbreiartig aussahen. Im Urin fand sich nie Einweiß. Die Kranken fühlten sich sehr matt und krank, der Appetit lag vollkommen darnieder. Die Zunge dick weiß belegt, zeigte mitunter bräunliche Verfärbung. In zwei etwas schwereren Fällen bestanden auch leichte bronchitische Erscheinungen, Husten usw. Somnolenz und Delirien kamen nicht vor.

Während einige schwerere Fälle länger dauerten, ging bei den meisten Kranken schon Ende der 2. bis Anfang der 3. Woche das Fieber zurück. Die Zunge wurde wieder rein, der Appetit wurde in der Regel sehr gut.

Therapie: Strenge Bettruhe, Isolierung, Salzsäuremixtur, Antipyretica. Bei länger anhaltendem Fieber: kühle Bäder mit Übergießungen. Eisblase gegen Kopfschmerzen, leichte flüssige Kost (Schleimsuppen, Fleischbrühe usw.).

Nach 6 fieberfreien Tagen vorsichtig kräftigere Nahrung. Die Kranken durften nach 10 fieberfreien Tagen aufstehen. Bei kräftiger normaler Nahrung erholten sich die Patienten rasch wieder.

Komplikationen und Rezidive wurden in keinem Fall beobachtet. Sämtliche Fälle endeten mit Genesung.

Es handelte sich also um ziemlich leichte typhöse Erkrankungen. Auch die mir zur Verfügung gestellten Temperaturkurven zeigen den Verlauf eines leichten Abdominaltyphus. Der Temperaturabfall war verschieden. Mitunter intermittierender Fieberabfall (steile Kurven), mitunter lytischer Abfall, auch kritischer Temperaturabfall kam vor.

Ich reihe hier 4 Temperaturkurven bakteriologisch sichergestellter Paratyphus A-Erkrankungen ein, die mit dem oben Gesagten das Bild der hiesigen Paratyphus A-Fälle vervollständigen mögen.

I. Temperaturkurve von Servat.
II. „ „ Gilbert.
III. „ „ Cavalié.
IV. „ „ Baraty.

Die Diagnose Paratyphus A wurde gestellt durch den Nachweis der Erreger im Blut oder in den Fäzes. Zunächst ging uns das Material: Blut, Fäzes und Urin mit der klinischen Diagnose Typhus zu. Die Untersuchungen wurden nach den im Institut üblichen Methoden ausgeführt. Von dem Blut

Fieberkurve I.

François Servat, kriegsgefangener Franzose. Juli-August 1915.

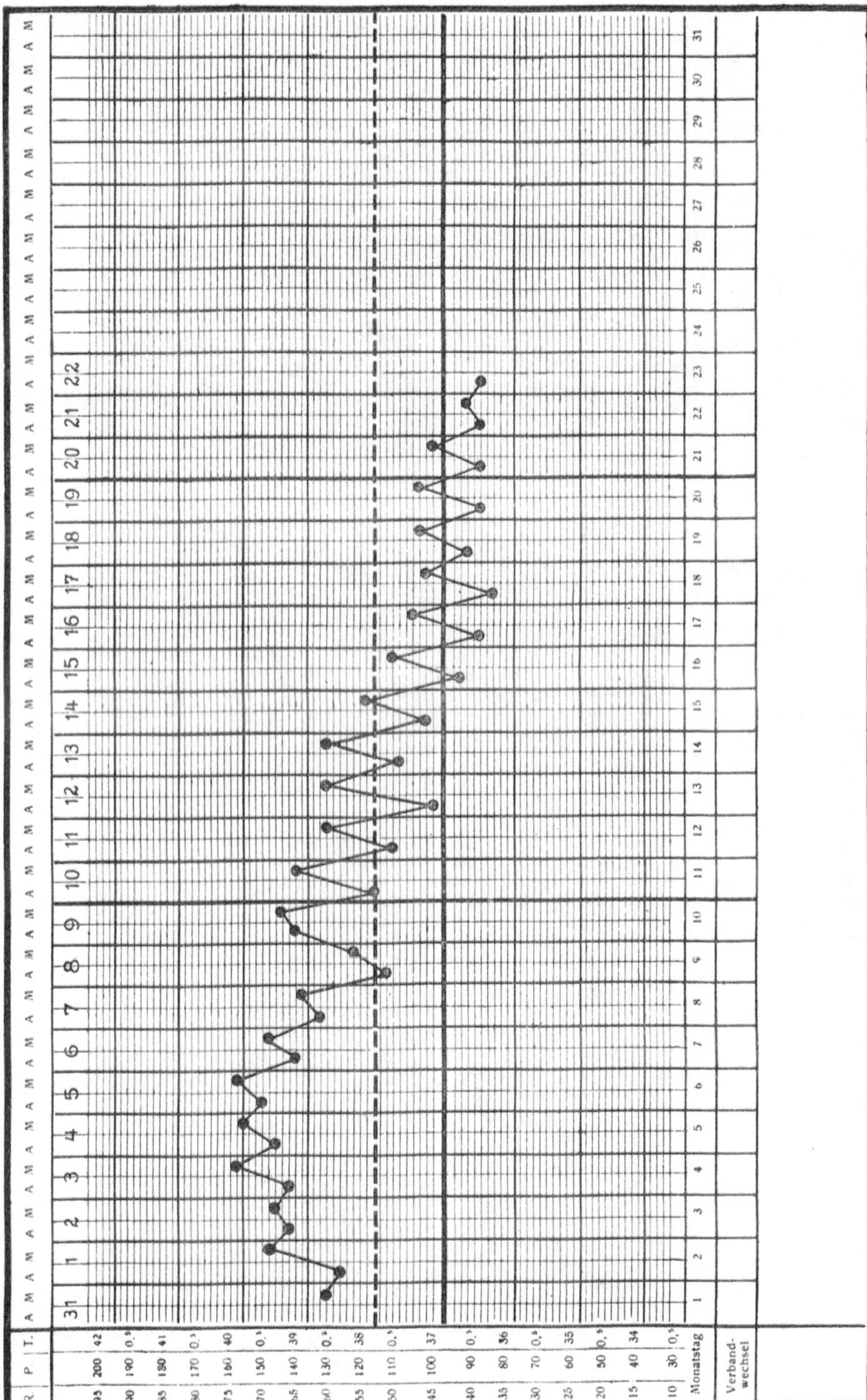

Fieberkurve II.

Paul Gilbert, kriegsgefangener Franzose. Juli 1915.

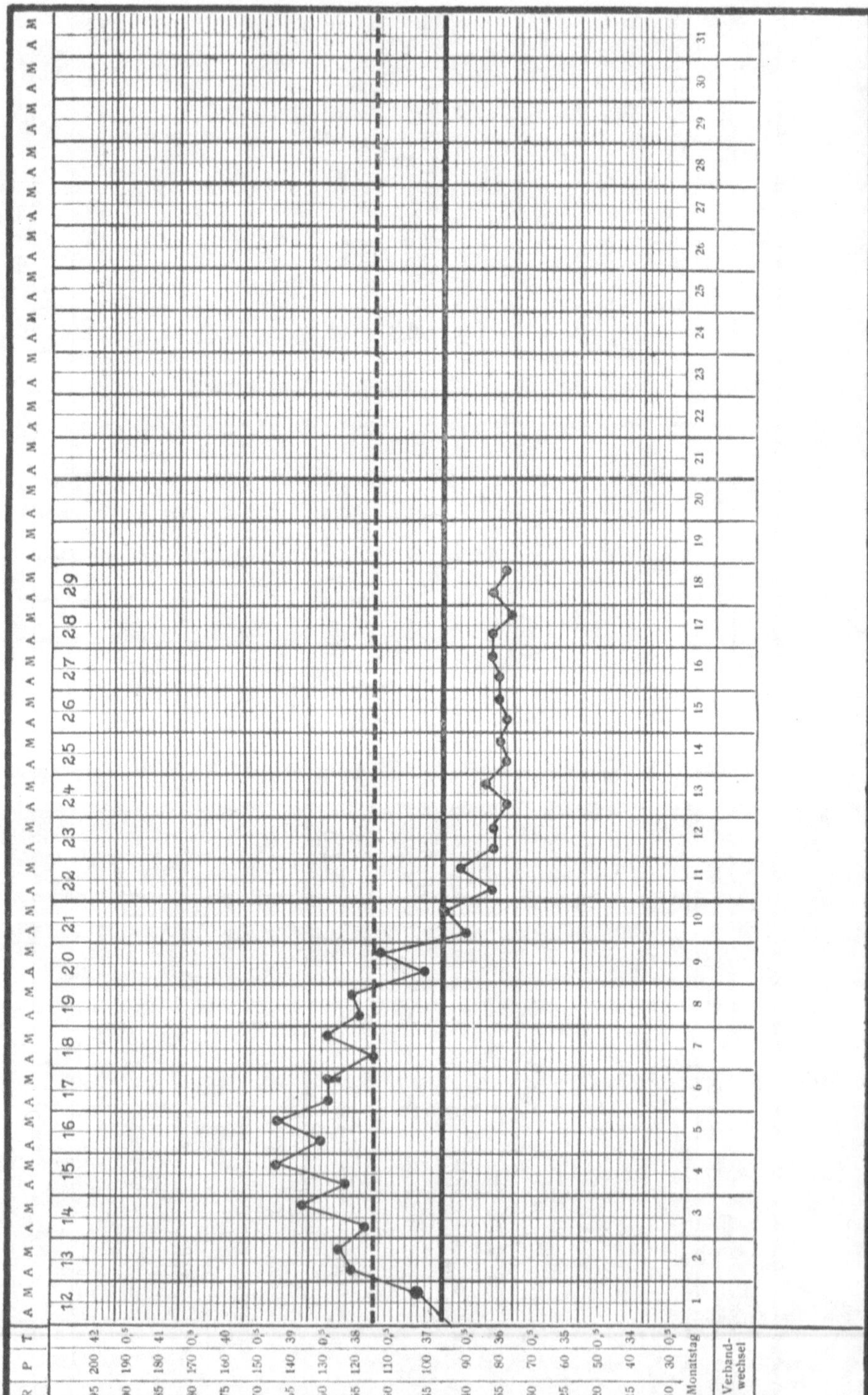

Fieberkurve III.

Ferdinand Cavalié, kriegsgefangener Franzose. Juni-Juli 1915.

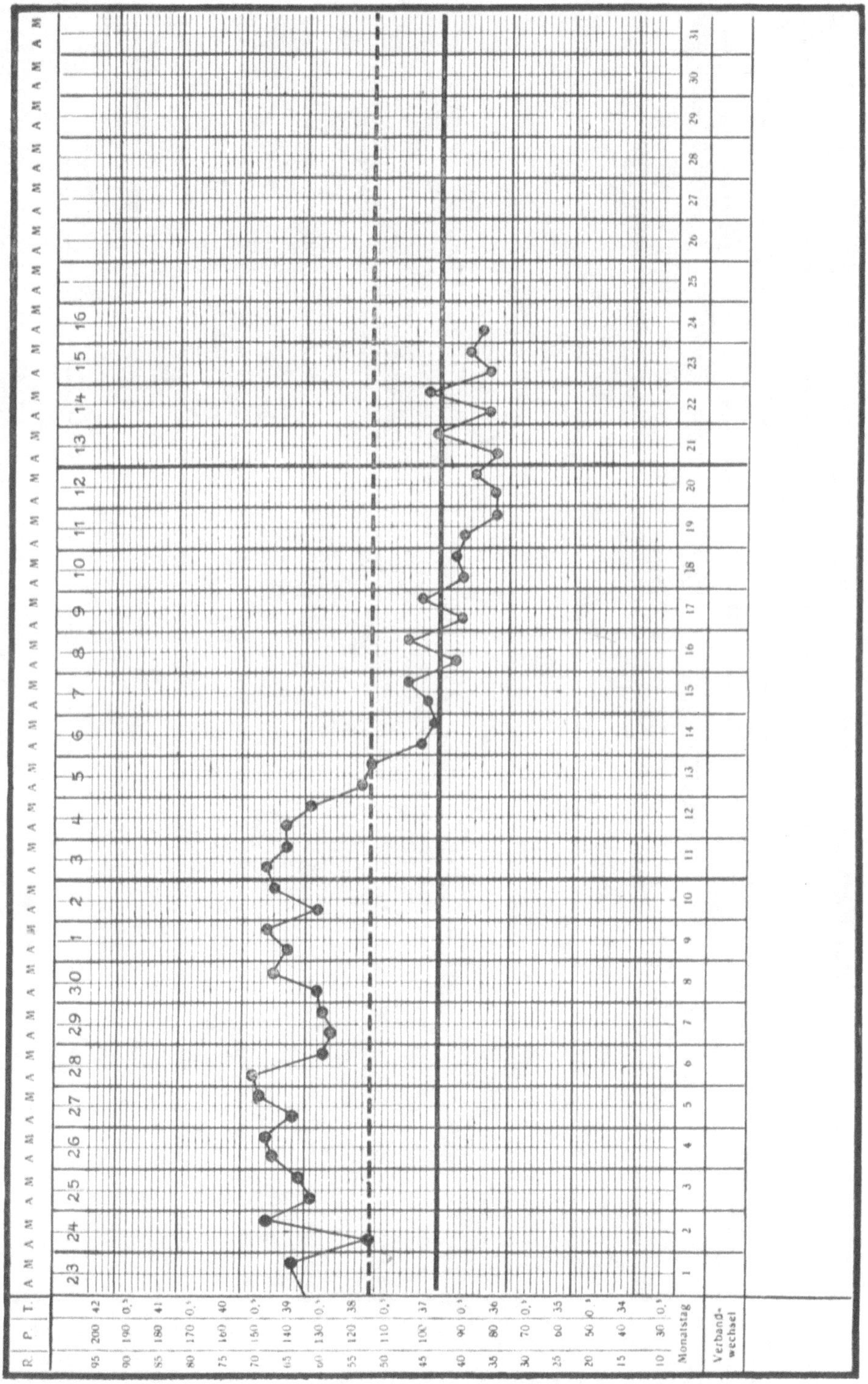

Fieberkurve IV.

Jean Baraty, kriegsgefangener Franzose. Juli 1915.

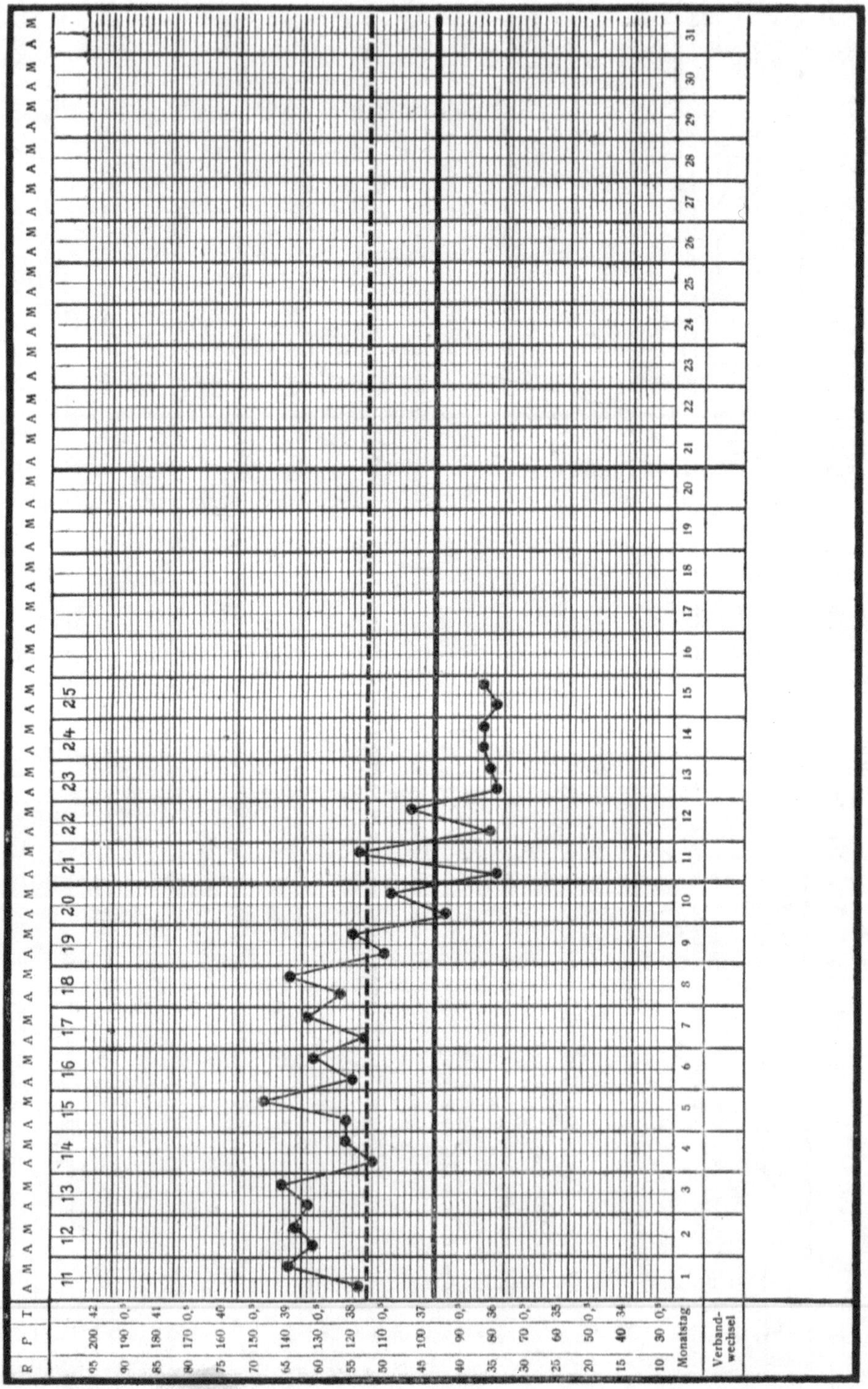

wurde das Serum abgegossen, klar zentrifugiert und in der Verdünnung 1:50, 1:100, 1:200 bis 1:1000 mit je 1 Öse Typhusbazillen bzw. Paratyphus B-Bazillen versetzt. Die Ablesung des Resultates erfolgt nach 3 bis 4 Stunden Brutschrankaufenthalt bei 37° C. Der Blutkuchen jeder Probe wird in 10 ccm sterilisierte Rindergalle gebracht, nach 2 und 4 Tagen wird aus der Rindergalle auf Typhusnährböden ausgestrichen, die nach weiterer etwa 18stündiger Bebrütung zur Untersuchung kommen.

Die Fäzesproben werden zunächst auf je 3 Drigalski- und 3 Endo- sowie zur Anreicherung der Typhusbazillen auf Malachitgrünplatten ausgestrichen. Nach 18stündiger Bebrütung wird die erste Serie untersucht; die Malachitgrünplatte wird nach dem Verfahren von Lentz-Tietz abgeschwemmt und auf einer zweiten Typhusserie ausgestrichen.

Die ersten Paratyphus A-Bazillen konnten wir durch die Gallenanreicherung aus Blutkuchen züchten. Es waren auf Drigalskiplatten zarte blaue Kolonien gewachsen, die denjenigen der Typhusbazillen glichen, jedoch nicht mit Typhus- und Paratyphus B-Serum agglutinierten (Probeagglutination). Bei der Abimpfung auf Traubenzuckerbouillon, Rothbergerschen Neutralrotagar und Lackmusmolke zeigte sich nach 24 Stunden Bebrütung folgendes Bild: Traubenzuckerbouillon war vergoren, der Neutralrotagar war gesprengt, ohne deutliche Fluoreszenz zu zeigen, die Lackmusmolke bot einen leichten Umschlag nach Rot, aber keine Trübung (auch nach 14 Tagen zeigten die Röhrchen noch dasselbe Aussehen), kurz, das Verhalten des Paratyphus A. Bestätigt wurde die Diagnose Paratyphus A vollends durch die Titration mit Paratyphus A-Serum, welches die fraglichen Stämme bis zum Endtiter 1:10000 innerhalb 4 Stunden zur Ausflockung brachte.

So konnten wir aus Blutkuchen und Fäzes 11 Paratyphus A-Stämme herauszüchten. Im Urin haben wir sie in keinem Falle nachgewiesen.

Die zur serodiagnostischen Untersuchung eingesandten Blutproben hatten wir entsprechend der Angabe und dem bei uns üblichen Verfahren bei Typhusverdacht nur auf Agglutination mit Typhus und Paratyphus B-Bazillen untersucht. Spätere Nachprüfungen des Blutes auf Paratyphus A-Agglutinine, die größtenteils erst in der Rekonvaleszenz vorgenommen wurden, ergaben nur in einem einzigen Falle einen positiven Widal für Paratyphus A-Bazillen in der Verdünnung bis 1:100. Das steht nicht im Widerspruch mit der Diagnose, denn der Agglutinationstiter des Blutserums pflegt, wie weiter unten eingehender zu erörtern ist, beim Paratyphus A schnell anzusteigen, aber auch ebenso schnell wieder abzufallen. Wir beobachteten bei unseren Fällen, daß keine Agglutinine gegen Paratyphus A mehr nachzuweisen waren, als noch bei den Kranken Fieber betand. Wir prüften auf Agglutinine mit den von den Kranken gewonnenen eigenen Stämmen und mit einem alten sicheren, übrigens noch besonders nachgeprüften Laboratoriumsstamm.

Sowohl bei den Fällen, die durch den Nachweis der Paratyphus A-Erreger sichergestellt wurden, als auch in den anderen, epidemiologisch und klinisch zu ihnen gehörenden, wohl also auch zweifellosen Paratyphus A-Fällen, fanden wir häufig einen positiven Widal auf Typhus, der in einigen wenigen Fällen sogar bis zu einer Verdünnung von 1:200 positiv ausfiel [abgelesen mit der Lupe nach 3 bis 5stündigem Stehen im Brutschrank bei 37° C], nie jedoch einen positiven Widal auf Paratyphus B. Die Gefangenen waren sämtlich in Frankreich 4mal gegen Typhus geimpft worden, über die Art der Vakzine wußten sie nichts auszusagen. Ob der positive Widal gegen Typhus nun mit der Schutzimpfung in Zusammenhang stand oder durch Gruppenagglutination bedingt war, diese Frage müssen wir offen lassen. Wir verweisen in der Frage über die Agglutinine auf das weiter unten Gesagte. Zu erwähnen brauchen wir wohl nicht, daß bei den Kulturuntersuchungen auf das etwaige Vorkommen von Typhuskolonien geachtet wurde, und daß solche nicht gefunden wurden.

Es mag noch gesagt sein, daß wir in diesem Sommer ganz besonders auf das Vorhandensein von Paratyphus A-Bazillen gefahndet haben, hauptsächlich bei Untersuchungsmaterial von Soldaten und Kriegsgefangenen, aber stets mit negativem Erfolge. Dieses begrenzte Vorkommen im Franzosengefangenenlager scheint auch unsere Annahme zu bestätigen, daß die Kr nkh it von Frankreich eingeschleppt wurde, entweder durch Bazillenträger oder durch französische Nahrungsmittel.

Am 3. April 1916 konnte ich durch Bazillennachweis in den Fäzes und im Urin einen weiteren Fall von Paratyphus A feststellen, der mit der oben beschriebenen Epidemie nicht in Zusammenhang gebracht werden kann, wie ich zuerst hoffte. Wiederum handelte es sich um einen französischen Kriegsgefangenen. Da er am 21. Februar 1916 gefangen genommen wurde und am 7. März bereits krank ins Gefangenenlazarett kam, wird die Infektionsquelle ebenfalls in Frankreich liegen. Der Fall blieb vereinzelt, im Gefangenenlager wurden weiter keine Erkrankungen an Paratyphus A beobachtet. Auch dieser Fall spricht dafür, daß der Paratyphus A in Frankreich ziemlich verbreitet ist. Der Verdacht einer typhösen Erkrankung bei dem Gefangenen kam erst spät, als die Entfieberung bereits weit fortgeschritten war, daher konnte ich erst am 29. Tage nach der Aufnahme ins Lazarett Blut zur Widalprobe erhalten. Die Agglutinationsprüfung ergab: Agglutination mit Typhusbazillen 1:100, mit Paratyphus B-Bazillen 0, mit Paratyphus A-Bazillen 1:50 schwach, aber deutlich. Auch hier waren wie bei den oben beschriebenen Fällen, die Agglutinine vor vollständiger Entfieberung schon fast völlig aus dem Blut verschwunden.

Fiebertafel I.

Léon Martin, 164. I.-R. März 1915.

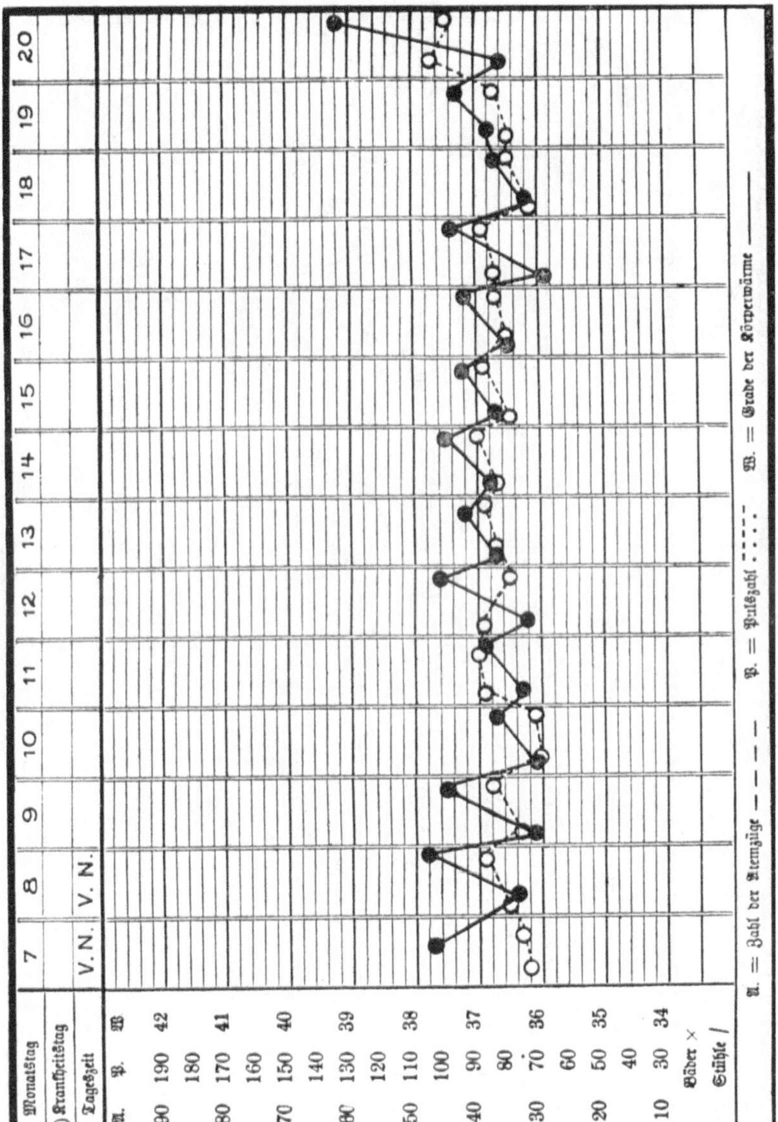

*) Die Krankheitstage sind nicht vom Beginne der Behandlung, sondern vom Beginne der Krankheit ab zu zählen.

Die Angaben über den Fall, die ich hier folgen lasse, verdanke ich der Liebenswürdigkeit des Geh. Medizinalrates Herrn Dr. Spanken, Oberstabsarzt d. L., Meschede.

Der K. G. Léon Martin ist am 24. X. 1891 in Reims geboren, gehört zur 7. Kompagnie des 164. Inf.-Regt. und stand im Fort Tavanne, etwa 5 km

Fiebertafel II.

Léon Martin, 164. I.-R. März-April 1916.

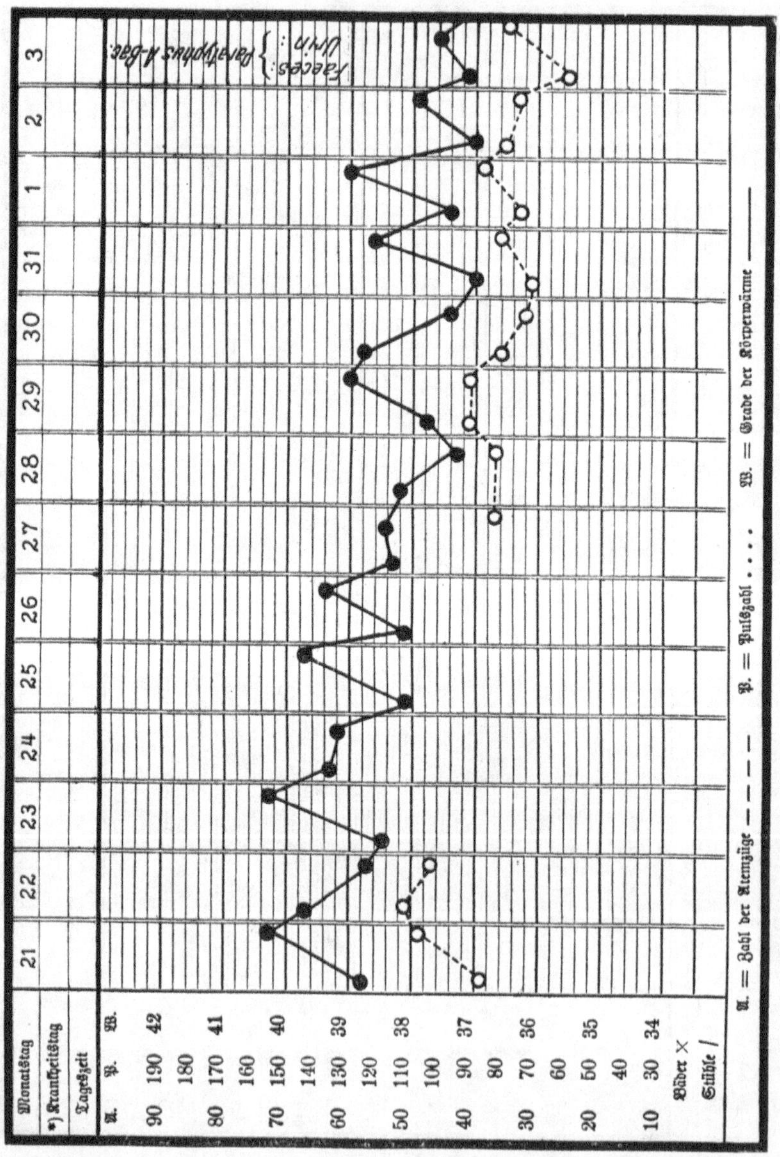

*) Die Krankheitstage sind nicht vom Beginne der Behandlung, sondern vom Beginne der Krankheit ab zu zählen.

von Verdun, in Garnison. Er wurde am 21. Februar 1916 bei Verdun (Herbabois) gefangen genommen, kam darauf in das Lager Gießen und am 25. Febr. nach Meschede. Er ist vor etwa 2 Jahren bei der aktiven Truppe in Frankreich gegen Typhus geimpft und zwar angeblich 4mal. Typhus habe in seiner Umgebung nicht vorgelegen.

Fiebertafel III.

Léon Martin, 164. I.-R. April 1916.

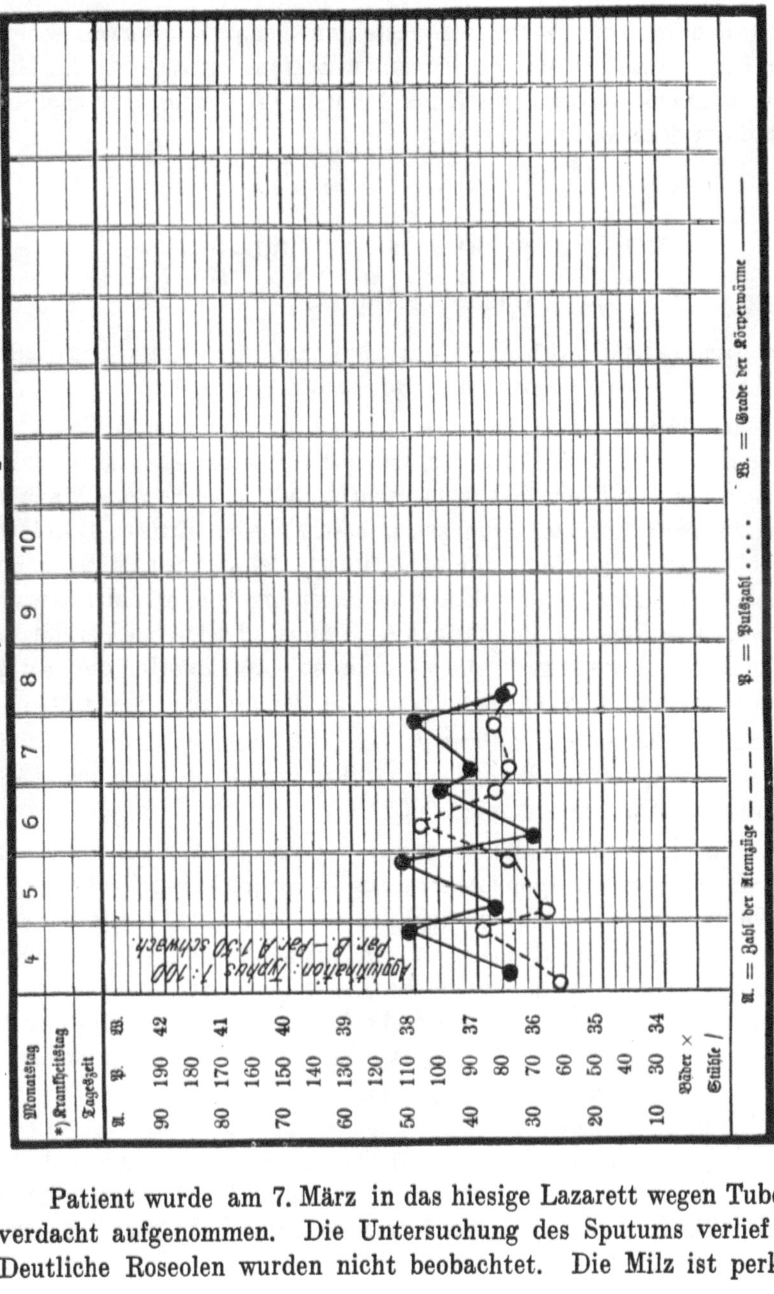

*) Die Krankheitstage sind nicht vom Beginne der Behandlung, sondern vom Beginne der Krankheit ab zu zählen.

Patient wurde am 7. März in das hiesige Lazarett wegen Tuberkuloseverdacht aufgenommen. Die Untersuchung des Sputums verlief negativ. Deutliche Roseolen wurden nicht beobachtet. Die Milz ist perkutorisch als vergrößert nachweisbar, jedoch nicht zu palpieren. Es besteht mäßiger Meteorismus. Irgendwelche außergewöhnliche Erscheinungen waren bisher nicht festzustellen.

Nach den mir zur Verfügung gestellten Temperaturkurven scheint der eigentliche Ausbruch der Paratyphus A-Erkrankung auf den 20. März zu fallen, während die Zeit vom 7. bis 20. März der Temperatur nach das Initialstadium darzustellen scheint.

Der Paratyphus A in der Literatur.

Geschichtliches.

Der Name und Begriff des Paratyphus und der Paratyphusbazillen ist im Jahre 1896 von Achard und Bensaude geschaffen.

Im März 1898 veröffentlichte Gwyn die Beobachtung eines Falles aus John Hopkins Hospital in Baltimore, der das Bild eines Abdominaltyphus bot, bei dem aber nie Typhusbazillen gefunden und nie solche vom Krankenserum agglutiniert wurden. Die genau beschriebenen Erreger nannte er Parakolonbazillen. Das Blutserum agglutinierte den eigenen Stamm. Wie später angestellte vergleichende Untersuchungen ergaben, war der Gwynsche Paracolonbacillus ein Paratyphus A-Bacillus. Es folgten weitere Beobachtungen von Amerikanern, die aber nie so exakt und für die heutige Kritik so befriedigend waren, wie diese erste Beschreibung von Gwyn.

Unabhängig von diesen Autoren gelang in Deutschland zuerst Schottmüller der Nachweis der Paratyphusbazillen (Typus B) in einem Falle von typhusähnlicher Erkrankung (1900).

Schottmüller unterschied dann bei weiteren Beobachtungen 2 verschiedene Erreger der Paratyphuserkrankung auf Grund kultureller Merkmale und des Verhaltens zu spezifischen Agglutininen; Brion und Kayser (1901) stellten den Typus A und B auf. Die von Zupnick und Posener vorgeschlagene Bezeichnung der Bakterien des Typus B als Schottmüllersche und des Typus A als Brion-Kayser sche Art hat sich nicht eingebürgert, ebensowenig die von Schottmüller gewählte Bezeichnung B. paratyphosus acidumfaciens (Typ. A) und B. paratyphosus alkalifaciens (Typ. B). Seitdem sind noch eine ganze Reihe paratyphusähnlicher Bazillen beschrieben worden, die paratyphusähnliche Krankheiten hervorgerufen haben, ferner Spaltpilze, die kulturell mit den Paratyphusbazillen übereinstimmten, jedoch nicht für Menschen, dagegen für verschiedene Tiere oder überhaupt nicht pathogen waren.

Rimbaud und Rubinsteins ((L. 116 u. 117) kamen auf Grund ihrer Untersuchungen — sie untersuchten die Stühle von 37 Typhuskranken und 10 Gesunden — zu folgender Gruppeneinteilung:

1. Typhusbazillen,
2. Paratyphusbazillen,
3. Übergangsformen (intermédiaires).

Unter letzteren verstehen die Verfasser Keime, die wohl zur Typhusgruppe gehören, ihren morphologischen und biologischen Eigenschaften nach jedoch keiner bestimmten Untergruppe zuzurechnen sind. Die Verfasser unterscheiden unter den Übergangsformen solche, die dem Typhusbacillus, solche, die dem Paratyphus A oder dem Paratyphus B am nächsten kommen, schließlich solche, die in ihrem Verhalten an den Colibacillus erinnern. Sie wollen aus einem Patienten während der Dauer der Krankheit meist mehrere Formen der Typhusgruppe herausgezüchtet haben. Nach ihrer Ansicht bilden die Paratyphusbazillen zahlreiche Varietäten, die durch vollständig unmerkliche Übergangsformen den Unterschied zwischen dem Typhus- und Colibacillus ausfüllen. Sie weisen den Gedanken nicht ohne weiteres von der Hand, daß die Keime der Typhusgruppe mehr oder weniger ausgebildete Modifikationen des Colibacillus seien.

G. Seiffert (L. 136) teilt die paratyphusartigen Bakterien ein in:

A. Paratyphus A-Bazillen als eine Gruppe für sich.

B. Salmonellaarten

a) Paratyphus B-Gruppe (Schottmüller, Hogcholera, Psittakose, Mäusetyphus, Pseudotuberkulose der Meerschweinchen, Fleischvergifter vom Typus Flügge bzw. Aertryck, bzw. Enteritis I usw.).

b) Ratingruppe (Fleischvergifter vom Typus Morseele bzw. Enteritis II, Rattenschädlinge Dunbar, Danysz usw.).

Auf die ausgedehnte Literatur über die Bakterien der Salmonellagruppe einzugehen, liegt nicht in meiner Absicht. Wer sich hierüber informieren will, möge die ausführlichen Arbeiten von Uhlenhuth und Hübener (Lit. 148 u. 61) studieren. Auch will ich ihre Arbeiten nicht durch die Angaben der neueren Literatur vervollständigen. Die weiter beschriebenen Paratyphus C-Bazillen, so die von Heimann als Erreger einer Fleischvergiftungsepidemie gefundenen (L. 55) gehören größtenteils zur Paratyphus B-Gruppe.

Wegen der Unklarheit der Klassifizierung der Bazillen dieser Gruppe machte Löffler auf dem XIV. Internationalen Kongreß für Hygiene und Demographie zu Berlin (1907) den Vorschlag, eine internationale Kommission einzusetzen, um hierüber Einigung zu erzielen.

Herrscht so auf dem Gebiet der Paratyphus B-Frage noch große Unklarheit, so bietet die Literatur über den Paratyphus A-Bacillus ein viel klareres Bild. Der Paratyphus A steht, darüber sind sich alle Autoren einig, seinen Merkmalen nach in der Mitte zwischen den Eberth-Gaffkyschen Bazillen und dem Erreger der menschlichen Paratyphus B-Krankheit. Allerdings sind gerade in neuerer Zeit wieder Bazillen als Erreger menschlicher Krankheiten beschrieben worden, die eine Zwischenstufe zwischen den Eberth-Gaffkyschen nnd den Paratyphus A-Bazillen darstellen sollen. So beschreibt Roussel (L. 121) 4 Stämme, die aus dem Blute von unter Typhusverdacht erkrankten Personen stammen und kulturell dem Paratyphus A nahestehen, ohne mit ihm identisch zu sein.

Ferner berichten Brault und Farvey (L. 15) über einen Fall, der klinisch den Verlauf eines Typhus darbot, bei dem jedoch keine Roseolen vorhanden waren. Es bestanden starke Bronchitis und ausgedehnte Darmblutungen. Der Tod erfolgte am 50. Tage bei fast ständigem Fieber von 40°; nur in den letzten Tagen bestanden stärkere Intermissionen. Die Autopsie ergab frische Darmgeschwüre. Im Darm fand sich ein Bacillus, der nach den Agglutinationsproben und dem kulturellen Verhalten eine Zwischenstufe zwischen dem B. Eberth und dem Par. A darstellt.

Nach dem Gesagten ist es verständlich, daß noch keine genügende Klarheit besteht, um die mannigfaltigen Spaltpilze, die zwischen dem B. typhi und B. coli stehen, zu klassifizieren.

Ich möchte aber die Ansicht äußern, daß die vielen genannten Bakterien sich bei genauer Nachprüfung in viel weniger Arten zusammenfassen lassen, als es auf den ersten Blick erscheint. Ferner möchte ich trotz der in der Literatur beschriebenen Mutationserscheinungen der Bakterien behaupten, daß die charakteristischen Artmerkmale jeder Art konstant sind, und die einzelnen Typen nicht ineinander übergehen. Den Paratyphusbacillus als einen ,,wild gewordenen Coli", wie es in der Literatur so schön ironisch heißt, zu charakterisieren, ist nicht angängig. In der Definition des Paratyphus schließe ich mich H. Kayser (L. 70) an: ,,Unter Paratyphus versteht man eine typhusähnliche akute Infektionskrankheit, welche durch typhusähnliche, zwischen B. coli commune und den Eberth-Gaffkyschen Bazillen stehende Erreger bedingt wird.

Die Arbeiten, die darauf hinzielen, die einzelnen Unterarten des Paratyphus voneinander abzugrenzen, besitzen nicht nur theoretischen Wert. Es sind in der Literatur genügend Fälle bekannt geworden, daß ein Typhus durch einen Paratyphus A kompliziert und verschlimmert ward, ferner sind Mischinfektionen von Typhus und Paratyphus B-Fällen, auch von Paratyphus A- und B-Fällen beschrieben, die oft dadurch hervorgerufen wurden, daß man Kranke der einen Art mit Kranken der anderen Art auf einem Zimmer unterbrachte. Daher ist die Feststellung des spezifischen Erregers der typhösen Erkrankung sehr wichtig. Sie ist es auch für die Therapie. Da wir gegen die Infektionskrankheiten dieser Art noch kein sicher wirkendes chemisches oder pflanzliches Gegenmittel haben, kommen für Therapie bzw. Prophylaxe nur Vakzine in Betracht und zwar nur spezifische. Auch die Frage, ob die aus dem Darm gesunder oder kranker, nicht an typhösen Krankheiten leidender Personen, und die aus Fleisch, Wasser und dem Darm gezüchteten Saprophyten der Paratyphus B-Gruppe unter Umständen pathogene Eigenschaften entfalten können, ist von großer praktischer Wichtigkeit. Diese Frage haben wir oben mit der Literatur schon dahin beantwortet, daß die Artmerkmale, also auch die Pathogenität, der einzelnen Mikroorganismen konstant sind. Die Tatsache, daß es uns vielfach gelingt, die Erreger durch künstliche Methoden in ihrer Virulenz für den menschlichen Körper abzuschwächen, tut dieser Erkenntnis keinen Abbruch. Wir halten es mit K. Poppe (107), der auf Grund seiner Untersuchungsergebnisse und der Epidemiologie des Paratyphus zu dem Schlusse kommt, daß den Paratyphusbazillen eine so erhebliche Verbreitung in der Außenwelt als Saprophyten nicht zukommt, daß man von einer „Ubiquität" sprechen kann. Im besonderen sind Paratyphusbazillen in unverdorbenen Wurst- und Fleischwaren bei Verwendung geeigneter Untersuchungsmethoden nicht in einer so großen Zahl nachzuweisen, wie man bis vor einiger Zeit annahm.

Mit dieser Auffassung stehen die oben mitgeteilten Befunde von Rimbaud und Rubinsteins durchaus nicht in Widerspruch. Bei ihren Krankheitsfällen wird es sich jedesmal nur um einen pathogenen Erreger der Typhus-Paratyphusgruppe gehandelt haben, während die übrigen Spaltpilze zwar zu der Salmonellagruppe, die auch die menschenpathogenen Paratyphusbazillen mit umfaßt, gehört haben, aber nur harmlose Saprophyten dieser weit verzweigten Gruppe darstellten.

Vorkommen der Paratyphus A-Bazillen außerhalb des menschlichen Körpers.

Damit habe ich meine Anschauung über das Vorkommen der Paratyphusbazillen außerhalb des menschlichen Körpers schon präzisiert. Ich glaube nicht, daß die menschenpathogenen Paratyphusbazillen, insbesondere die Paratyphus A-Bazillen eine größere Rolle als Saprophyten in der Außenwelt spielen. Daß sie, von kranken Menschen ausgeschieden, sich lange in der Außenwelt halten können und virulent bleiben, ist bekannt. Ich verweise hier auf die experimentellen Studien von

K. Umecka (149), die er mit Typhus- und Paratyphus B-Bazillen anstellte, um ihre Lebensdauer in Speisen und Getränken zu prüfen. Ich leugne auch nicht, daß sich die Paratyphusbazillen unter geeigneten Bedingungen in der Außenwelt vermehren können, aber die Hauptinfektionsquelle bildet immer der kranke Mensch bzw. der Bazillenträger, der die Bazillen verbreitet. Allein schon die Überlegung, daß das Optimum für die Lebensbedingungen der Paratyphusbazillen bei einer Temperatur von 37° C liegt, und daß sie im Existenzkampf mit resistenteren Mikroorganismen nach kürzerer oder längerer Zeit erliegen müssen, läßt mich obigen Satz fixieren.

Wenn ich daher im folgenden Literaturauszüge über das Vorkommen von Paratyphus A-Bazillen in der Außenwelt gebe, so nehme ich vorweg, daß den dort als Paratyphus A beschriebenen Mikroorganismen entweder wichtige biologische Eigenschaften fehlen, um sie mit Recht als die menschenpathogenen Paratyphus A-Bazillen zu identifizieren, oder daß sie schließlich doch vom kranken Menschen stammen.

Schweinburg (133): „Paratyphus A-Bazillen sind in der Außenwelt fast nie gefunden."

K. Kutscher (82): „Paratyphus A kommt nach den bisherigen Erfahrungen als Fleischvergiftungserreger nicht in Frage."

Hunt (62) beobachtete eine Trinkwasserepidemie, hervorgerufen durch Paratyphus A-Bazillen.

May (91). Bericht über die Isolierung von Paratyphus A-Bazillen aus Trinkwasser, dessen sonstige bakterielle Beschaffenheit das Wasser einwandfrei erscheinen ließ.

Berturelli isolierte aus den Wässern der Quelle Pantanello Keime, die er auf Grund ihrer biologischen Eigenschaften mit dem Paratyphus A gleichstellt.

L. Lagane (84) schreibt: „Bakteriologisch konnten bei Austernvergiftung Typhus-, Paratyphus A und B, B. ent. Gaertner und coli bei den Erkrankten nachgewiesen werden. Bisweilen wurden auch Mischinfektionen (Coli- u. Typhusb., Typhus- u. Paratyphusb., Paratyphus A und B-Baz.) beobachtet. Im Darm der Austern wurden Typhus-, Paratyphus-Gaertner und Colibaz. gefunden."

E. Zweifel (161): „Im rohen Hackfleisch wurden pathogene Keime nicht gefunden; 23 paratyphusähnliche und 6 typhusähnliche Stämme wurden isoliert. Mit Paratyphus A-Serum war die Agglutination stets negativ."

Nishino (104): „Paratyphus A-Erkrankungen gehören zu den seltenen Vorkommnissen, noch mehr das saprophytische Auftreten dieses Bacillus."

„Eine 30jährige Frau K. O. war wegen akuter Kakke ins Hospital aufgenommen; angeblich hatte sie niemals fieberhafte Krankheiten oder akute Magendarmleiden durchgemacht. Bei der bakteriologischen Untersuchung ihres Kotes (Agarplatte) wurde Verfasser auf zahlreiche typhusähnliche Kolonien aufmerksam. Durch genauere biologische und immunisatorische Untersuchungen dieser Kolonien stellte er fest, daß der fragliche Bacillus Paratyphus A war" (also Bazillenträgerin. D. Verf.).

Morgan (97), von dem Kutscher im Handbuch von Kolle-Wassermann referiert, daß er den Par. A-Bac. aus dem Tierdarm isolierte, fand tatsächlich nur Bakterien, die dem genannten sehr nahe stehen. Er erhielt bei Untersuchungen von Fäzes und Abschabungen von der Darmschleimhaut einiger Kaninchen, Meerschweinchen, Schafe, von einem Kalb und einem Pferde 10 Kulturen, die in ihrem Verhalten gegenüber den Kohlehydraten, sowie in ihren sonstigen Eigenschaften im wesentlichen dieselben Merkmale wie Par. A-Bazillen aufwiesen, in ihren Reaktionen gegenüber 4 künstlichen Immunseris jedoch gar keine Verwandtschaft mit diesem zeigten. Er nennt dieselben in seinen Veröffentlichungen „cultures of the Paratyphoid A group", bisweilen freilich auch „of the Paratyphoid type" und meint, daß sie möglicherweise zu einer anderen Spezies derselben Gruppe gehören.

Uhlenhuth[1] hat später tatsächlich bei Gelegenheit von Untersuchungen über die Schweinepest aus den Organen künstlich mit keimfreien Filtraten von Schweinepest infizierter Ferkel neben anderen auch 3 Stämme von Bazillen gezüchtet, die den Paratyphus A-Formen nicht nur kulturell glichen, sondern auch von einem Paratyphus A-Serum mit dem Titer 1 : 2000 bis zur Grenze agglutiniert wurden. Gleichwohl spricht er, wohl auf Grund der Erfahrungen über die Schwierigkeit der Identifizierung von Bakterien aus der Paratyphus B-Gruppe, nur von Paratyphus A ähnlichen Stämmen.

Gaffky (43): Unter dem Personal des Rudolf Virchow-Krankenhauses herrschten vom Juni bis August 1908 viermal gehäufte Erkrankungen an Durchfällen und Erbrechen, deren Ursache in gesundheitsschädlichen Nahrungsmitteln zu suchen war. Während bei den Erkrankten die bakteriologischen Untersuchungen negativ waren, fanden sich in der in Betracht kommenden Wurst Bazillen, die sich kulturell genau wie Paratyphus A-Bazillen verhielten und durch ein Paratyphus A-Serum mit dem Titer 1 : 800 und mit einem anderen Paratyphus A-Serum mit dem Titer 1 : 12000 bis zur Verdünnung 1 : 500 agglutiniert wurden.

---

[1] *Arb. a. d. Kais. Ges.* 1908. Bd. XXVII.

Schöne (126) untersuchte den Dünn- und Dickdarminhalt von 100 Schweinen bakteriologisch. Er fand 20 mit Par. A-Serum agglutinable Stämme, die zwar den Milchzucker nicht gleichmäßig schnell zerlegten, sonst aber alle Charakteristika des Colibacillus aufwiesen. Etwa zur Hälfte zeigten sie lebhafte Eigenbewegung, zur Hälfte nur schlechte oder molekulare, alle bildeten sie Indol und brachten Milch innerhalb 24 Stunden zur Gerinnung.

Bei Untersuchungen von 50 gesunden Menschen erhielt Schöne 3 Colistämme, die Par. A-Serum agglutinierten. (Serum vom Titer 1:12000 bis zur Verdünnung 1:500, mit einem Titer 1:800 bis zur Verdünnung 1:600.) Durch Castellanis Absättigungsversuch wies Verfasser nach, daß es sich in diesem Falle nur um Mitagglutination handelte.

Diese Befunde bilden nach Schöne eine Ergänzung der von Morgan mitgeteilten. Derselbe isolierte Stämme, die zwar alle wesentlichen kulturellen, aber nicht die serologischen Reaktionen mit Par. A-Bazillen gemeinsam hatten, Schöne dagegen solche mit umgekehrtem Verhalten. Schöne gibt als wesentliches Ergebnis seiner Untersuchungen die Tatsache an, daß es Bakterien gibt, die in gleicher Weise mit dem Coli commune und den Paratyphusbazillen vom Typ A verwandt sind und mithin als Zwischenstufen zwischen beiden anzusehen sind, und daß mit diesem Nachweis auch das in Einklang steht, was wir über die Pathogenitätsverhältnisse der hier in Frage stehenden Bakterien sagen können. Mögen die Paratyphus A-Bazillen im allgemeinen als nicht eben gefährliche Krankheitserreger, immerhin aber als Krankheitserreger gelten, hingegen die gewöhnlichen Colibazillen nicht, so gibt es Zwischenstufen, deren Pathogenität für Menschen noch nicht erwiesen, wenn überhaupt vorhanden, sehr gering sein muß.

Geographisches über den Paratyphus A.

Deutschland:

Der Paratyphus A ist in Deutschland sehr selten. Vgl. die Aufzählung im Handbuch der pathogenen Mikroorganismen von Kolle und Wassermann. II. Aufl. Bd. III. S. 1137.

Kolle (80) schreibt 1906: „Der Typ A des Paratyphusbacillus kommt als verbreiteter Krankheitserreger nicht in Frage. Sein Vorkommen ist eine Rarität und seine epidemiologische Bedeutung noch nicht erwiesen.“

Schweinburg (133): „Die Bazillen der Gruppe Paratyphus A scheinen beim Menschen keine große Rolle zu spielen.“

Häufiger sind Paratyphus A-Infektionen in Frankreich, Nordafrika, Indien, Japan, Amerika.

Frankreich:

Netter und Ribadeau-Dumas (100 u. 101): 32 Paratyphus A-Fälle.

Nordafrika:

Sacquépée (123): „Paratyphus A-Infektionen scheinen in Nordafrika häufiger vorzukommen."

Nicolle et Chatoire (103): Unter 66 typhösen Erkrankungen 16 Fälle von Paratyphus A.

Italien.

Carducci (22) hatte unter 6 Paratyphuskranken 3 Paratyphus A-Fälle.

Amerika:

Proescher und Roddy (111): Der Paratyphus A scheint in den U. S. häufiger vorzukommen als in Europa. Verfasser untersuchte seit 1. V. 07 bis 1. V. 08 im Alleghany General Hospital Pittsburg 262 Kranke mit Fieber oder abdominalen Erscheinungen und fand darunter 11 Proz. Typhus- und 8 Proz. Paratyphus A-Fälle. Insgesamt beobachtete Verfasser 48 neue Paratyphus A-Fälle.

Ceylon:

Castellani (25): Ceylon gehört zu den Ländern, in denen der Paratyphus endemisch ist, beide Typen der Krankheit, Paratyphus A u. B, kommen vor.

Indien:

Grattan u. Wood (48): In einem Lager in der Nähe von Luchnow waren im Jahre 1909 6 Paratyphus A-Fälle vorgekommen. Im Mai 1910 kamen kurz nacheinander 8 neue Fälle in Zugang."

Semple und Graig (138): „Bei einigen, klinisch als Typhus aufgetretenen Erkrankungen konnten auch Paratyphusbazillen gezüchtet, oder deren Anwesenheit durch die Gruber-Widalsche Reaktion nachgewiesen werden und zwar Paratyphus A- und B-Bazillen. Die Paratyphus A-Bazillen waren in der Mehrheit."

Sumatra:

Baermann und Eckersdorf (6): 8 Paratyphusfälle.

Japan:

T. Kabeshima (66) gibt eine Statistik über die Verbreitung der Typhus-, Paratyphus A und B-Fälle in der Kais. japanischen Marine von 1907 bis 1911:

1911	1910	1909	1908	1907	
106	212	118	307	372	Typhuskranke:
2·31	4·78	2·63	7·00	9·20	Morbidität pro 1000
13	28	22	32	34	gestorben
0·28	0·63	0·49	0·73	0·84	Sterblichkeit pro 1000
45	101	105	143	0	Paratyphus A-Kranke:
0·98	2·20	2·29	3·12	0	Morbidität pro 1000
0	1	5	1	0	gestorben
0	0·02	0·11	0·02	0	Sterblichkeit pro 1000
362	104	60	212	18	Paratyphus B-Kranke:
7·89	2·27	1·03	4·93	0·45	Morbidität pro 1000
0	0	0	0	0	gestorben

Typhus und Paratyphus kamen auf einigen Schiffen endemisch vor.

Klinisches.

Zur Beschreibung der Klinik des Paratyphus A standen mir aus der Literatur außer reichen allgemeinen Angaben folgende ausführliche Krankengeschichten zur Verfügung:

1 u. 2. Schottmüller. 2 Fälle (129).
- a) Paratyphus A + bronchitis.
- b) Paratyphus A + bronchitis + erysipeloid.

3. Brion und Kayser (17).
Paratyphus A + Gonorrhöe. 3 Paratyphus A-Rezidive.

4 u. 5. Rolly. 2 Fälle (119).
- a) Unkomplizierter Paratyphus A.
- b) Paratyphus A mit Rezidiv.

6 bis 13. Baermann und Eckersdorf. 8 Fälle (6).
- a) Unkomplizierter Paratyphus A,
- b) unkomplizierter Paratyphus A,
- c) Pneumonie + Typhus + Paratyphus A,
- d) unkomplizierter Paratyphus A,
- e) unkomplizierter Paratyphus A,
- f) Paratyphus A. Leichtes Rezidiv,
- g) Paratyphus A + Gonorrhöe + Zystitis + Peritonitis + Adnextumor,
- h) Paratyphus A + Malaria + Pyelonephritis + Steinniere + Thrombose.

14. Blumenthal (9).
Paratyphus A bei Cholezystitis.

15. Springer (140).
Paratyphus A bei Gallensteinen + Karzinom.
16. Aoki (5).
Paratyphus A-Bazillen in einem Bauchdeckenabszeß.
17. Eckert (34).
Meningitis purulenta, hervorgerufen durch Paratyphus A-Bazillen + Pneumokokken.

(Da Eckert angibt, daß die gezüchteten Stäbchen Traubenzucker nicht vergärten, bezweifele ich, daß es sich hier überhaupt um Paratyphus A -Bazillen handelte.)

18. Lagane (85): „Paratyphus A-Erkrankung bei einem Säugling von 8 Monaten.

Einige Krankengeschichten mögen hier Platz finden:

Baermann und Eckersdorf:

Fall 1. Nadimin. Aufnahme 1. V. 08. Entlassen 28. V. 08. Abgemagerter blasser Mann. Puls klein, etwas dikrot. Zunge dick belegt. Haut trocken und etwas gelb. Ziemlich schwerer Status typhosus. Milz I. Leukozyten 9600. Kein Eiweiß. Stuhl wässerig, Farbe bräunlichgrün, 5 bis 6 Stühle pro Tag, ohne Schleimbeimengung, kein Tenesmus. Stuhlbild 4 Tage unverändert, dann werden die Stühle bräunlich-schleimig, um einige Tage vor der Entlassung normal zu werden.

Temperaturen:

1.	Tag	39·2	morgens;	36·8	abends
2.	„	38·2	„	37·0	„
3.	„	37·6	„	38·0	„
4.	„	37·8	„	38·4	„
5.	„	38·0	„	39·2	„
6.	„	36·0	„	37·4	„
7.	„	36·8	„	37·0	„
8.	„	37·4	„	37·6	„

In den folgenden 5 Tagen traten noch abendliche Steigerungen bis 37·2 bis 37·4 auf, die dann dauernd normaler Temperatur wichen. Mit dem Normalwerden der Temperatur sinkt die Pulszahl auf etwa 80.

Leukozytenwerte:	am	5.	Tage:	7500
„	„	11.	„	7500
„	„	21.	„	6400

Am 4. Tage in der Blutkultur Paratyphus A-Bazillen.

Schottmüller:

Fall Carl Müller. 46 Jahre alt. Weinküfer. Aufgenommen am 2. XI. 1900. Früher immer gesund. Erkrankte vor 3 Wochen mit Kopfschmerzen und

Mattigkeit. Seit 8 Tagen sind die Beschwerden stärker aufgetreten, seit 6 Tagen bettlägerig. In den letzten Nächten bestand Unruhe. Potator.

Status bei der Aufnahme: Kräftiger Mann in mäßigem Ernährungszustande. Sensorium leicht benommen. Zunge trocken und belegt. Rachenorgane sonst normal. Thorax gut gebaut. Atmung gleichmäßig. Geringe diffuse Bronchitis. Kein Auswurf. Herz nicht verbreitert. Töne rein, Puls voll, regelmäßig, etwas beschleunigt 104. Temp. 39·5. Abdomen leicht tympanitisch aufgetrieben. Auf Brust und Bauch geringe Zahl typischer Roseolen. Leber nicht vergrößert. Milz deutlich palpabel. Urin: Spur Eiweiß. Stuhl angehalten. Pat. klagt über starke Kopfschmerzen.

5. XI. Puls gut (96). Sensorium frei, über den Lungen bronchitische Geräusche. Einige neue Roseolen. Stuhl angehalten. Blutkultur: Paratyphus A.

8. XI. Bronchitis geringer. Roseolen blassen ab. Temperatur fällt lytisch ab. Allgemeinbefinden gut.

10. XI. Bronchitis und Roseolen verschwinden. Milz nicht mehr palpabel. Temperatur normal. Diurese 2000 bis 2300.

Temperaturkurve.

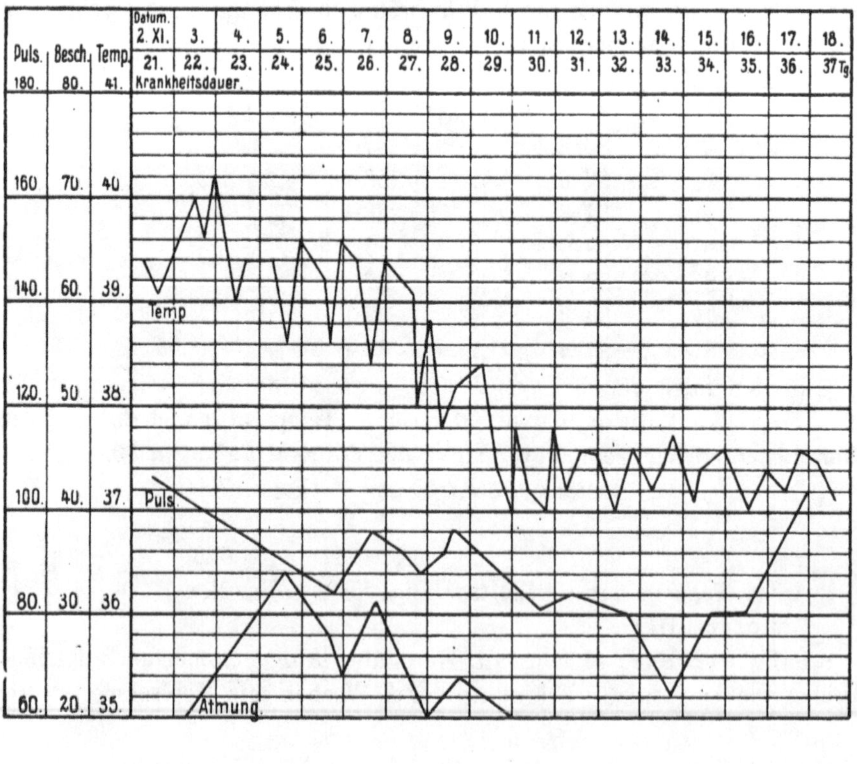

18. XI. Pat. fühlt sich noch matt. Befund normal. Dauernd fieberfrei.

14. XII. Geheilt entlassen.

Fall von Brion und Kayser.[1]

J. C. Zunächst ein in 12 Tagen abklingender leichter Typhus bzw. typhusähnliche Erkrankung. Fieberfreies Intervall und anscheinende Rekonvaleszenz bis zum 21. fieberfreien Tage, an diesem stellte sich unter schweren Krankheitserscheinungen hohes Fieber (40·5° C) ein; Roseolen, Milz, Durchfälle.

Dies zweite Fieberstadium dauert 5 Wochen an, es folgt nach nur 2 fieberfreien Tagen eine dritte Continua, die nach 4 Wochen abklingt.

Am 10. Krankheitstage Blutkultur negativ. Aus Stuhl allein B. parat. A gezüchtet.

Im Stuhl am 60. Krankheitstag Typhusbazillen, jedoch keine Paratyphus A und Paratyphus B-Bazillen. Im Urin vom 60. bis 130. Krankheitstag wiederholt nur Typhusbazillen.

Man hat es hier mit einem leichten Paratyphusfall zu tun, der sich erst in der Rekonvaleszenz in den 21, größtenteils auf dem Typhussaal zugebrachten, fieberfreien Tagen nachträglich mit Typhus infizierte.

Der Paratyphus A ist klinisch nicht von anderen typhösen Erkrankungen zu unterscheiden. Der Verlauf ist meist der eines mittelschweren Abdominaltyphus. Seinem Verlauf nach nimmt er oft eine Mittelstellung zwischen dem Typhus und Paratyphus B ein, d. h. er pflegt gewöhnlich leichter als ein Abdominaltyphus und schwerer als ein Paratyphus B zu verlaufen.

Anamnestisch finden sich Angaben von schlechtem Allgemeinbefinden, Mattigkeit, Appetitlosigkeit, Abmagerung, Stuhlbeschwerden — Verstopfung oder Diarrhöen — Frösteln, unbestimmte Schmerzen in Brust oder Leib, die 10 bis 20 Tage bestehen, ehe die Patienten den Arzt aufsuchen. Ihr Befinden wird schlechter, sie werden bettlägerig. Ein Symptom, das wir nicht nur in unseren Fällen, sondern auch in der Literatur häufig anamnestisch und während des Krankheitsverlaufes finden, sind Klagen über oft recht heftige Kopfschmerzen. Wegen des schleichenden Beginnens hat man wohl selten die Gelegenheit, den Paratyphus A von Anfang an zu beobachten. Wir können jedoch eine Inkubationszeit von 2 bis 3 Wochen annehmen.

Bei der Aufnahme findet sich meistens ein mittelschwerer Status typhosus, selten sind die Fälle, in denen die Patienten einen schwer toxischen Eindruck machen. Man findet: Leichte Benommenheit, Schlaflosigkeit

[1] *Deutsches Archiv für klin. Medizin.* Bd. LXXXV.

oder Schlafsucht, Zyanose des Gesichtes, die in den uns bekannten Fällen nie stärkere Grade erreichten. Die Haut ist oft trocken und glanzlos. Die Lippen sind trocken, oft mit leichten Borken belegt. Ein Herpes wurde nie beobachtet. Die Zunge ist fuliginös, trocken, meist mit einem dicken weißlichen oder graugelben Belag versehen, der uncharakteristisch wieder verschwindet.

Die oberen Luftwege zeigen oft katarrhalische Erscheinungen, Schnupfen, leichte Rötung und Schwellung der Tonsillen, auch Laryngitis wurde beobachtet. Ferner finden sich bronchitische Erscheinungen, zuweilen Pneumonien und Pleuritiden.

Kreislauforgane: Mehrere Autoren berichten, daß sie häufig eine relative Pulsbeschleunigung beobachteten, doch finden wir in der Literatur nie Angaben, daß der Puls über 120 stieg. Ich habe den Eindruck, daß man der Fieberhöhe gegenüber eher von einer relativen Pulsverlangsamung, ähnlich wie beim Typhus sprechen kann. Baermann und Eckersdorf heben bei ihren Fällen hervor, daß der Puls klein und dikrot sei. Die Literatur bestätigt das nicht als Regel.

Die Leukozytenzählung hat m. E. für die Diagnose wenig Wert. In der Literatur sind normale, leicht erhöhte und auch verringerte Werte angegeben. Meist scheint eine relative Leukopenie zu bestehen.

Die Temperatur zeigt nicht ganz den typischen Verlauf wie beim Abdominaltyphus. Es kommen abortive Fälle vor, bei denen die Temperatur kaum erhöht ist, ferner Erkrankungen, deren Dauer zwischen 2 bis 3 Wochen und 2 Monaten schwankt. Dementsprechend ist auch die Temperaturkurve. Gewöhnlich ist aber langsames Ansteigen, Continua, steile Kurven und lytischer Abfall zu beobachten, wenn auch nicht so ausgesprochen wie beim klassischen Typhus. Hyperpyrexien sind, wie schon Proescher hervorhebt, nie zu beobachten.

Abdominalorgane: Unbestimmte Schmerzen im Leibe, die wohl in den Stuhlbeschwerden ihre Ursache haben, Ileocoecalgurren, Meteorismus, vergrößerte Milz, zuweilen vergrößerte Leber. Roseolen etwa in der Hälfte der Fälle. Im Urin nie Eiweiß. Die Angaben über die Diazoreaktion sind schwankend. Der Indikangehalt ist zuweilen etwas vermehrt.

Über die Stuhlbeschwerden ihrer 8 Patienten geben Baermann und Eckersdorf zusammenfassend folgendes an: „Bei allen Patienten, mit einer Ausnahme, im Beginn der Erkrankung diarrhöische Stühle, die 3 bis 6mal pro Tag entleert wurden. Diese Stühle wurden allmählich bräunlichschleimig bei den rasch ablaufenden Fällen; bei den mehr chronisch verlaufenden kam es zur Absonderung von Eitermengen, die gewöhnlich isoliert neben dem Stuhl lagen. Einige Male war diesen Stühlen etwas Blut beigemischt. Merkwürdig war, daß die Besserung im Allgemeinbefinden der Patienten immer gleichzeitig mit dem Normalwerden der Stühle eintrat."

In anderen Fällen besteht wieder Verstopfung, oder das Stuhlbild weicht überhaupt nicht vom normalen ab.

Das klinische Bild einer akuten Gastroenteritis, hervorgerufen durch Paratyphus A-Bazillen, ist von Schottmüller und Schöne, das des chronischen Darmkatarrhs von Bondi und Martini beobachtet worden.

Nach Proescher soll der Paratyphus A stets akut, oft mit Schüttelfrost, Nackensteifigkeit, Kopfschmerzen, Pharyngitis beginnen, jedoch kürzer und milder als der Abdominaltyphus verlaufen.

Schottmüller hebt ebenfalls Nackensteifigkeit, Kopf- und Rückenschmerzen, sowie Nasenbluten und u. a. im weiteren Verlauf Anorexie hervor.

Darmblutungen sind häufiger beobachtet.

Rezidive sind sehr häufig.

Als Komplikationen sind beschrieben: Paratyphus A-Fälle und Bronchitis, Pneumonie, Gallensteinleiden, Parotitis, Gonorrhöe, Zystitis, Peritonitis, Pyelonephritis, Myositis, eitrige Gelenkentzündungen, Karzinom, Malaria, Phlebitis, Thrombose.

Nachkrankheiten beim Paratyphus A finden sich selten.

Es sind Mischinfektionen des Paratyphus A mit Typhus, Paratyphus B und Staphylococcus albus und Pneumokokken beobachtet.

Der Paratyphus A-Bacillus besitzt septikämische und pyogene Eigenschaften.

Lokale Erkrankungsprozesse, durch Paratyphus A-Bazillen hervorgerufen, sind verhältnismäßig selten beschrieben worden. Im Jahre 1896 wurde zuerst von Gwyn in einem Halsabszeß eines Phthisikers im Eiter ein von ihm B. paracoli genannter Mikroorganismus nachgewiesen, der nach späteren Untersuchungen als B. parat. A angesehen werden muß.

Birt gewann in einem Falle aus dem Eiter eines periostalen Abszesses einen Mikroorganismus mit den Eigenschaften des Paratyphus A.

Aoki beschreibt folgenden Fall:

„F. L. 69 Jahre alt.

Anamnese: Pat. war nie krank, nur in letzter Zeit Kopfschmerzen. In den letzten 5 Wochen bildete sich eine Anschwellung in der rechten Unterbauchseite, die anfangs klein war, allmählich aber an Größe zunahm. Unbedeutender Schmerz und scheinbar unbedeutendes Fieber. Stuhlgang etwas angehalten. Allgemeinbefinden der Pat. gut. An Typhus oder typhusähnlichen Erkrankungen hat sie nach eigener und des Hausarztes Angabe nie gelitten.

Status: In der rechten Bauchseite ein kindskopfgroßer, von normaler Haut bedeckter Tumor, welcher druckempfindlich ist (Abszeß). Operation: Inzision. Abszeßhöhle ist ganz in der Bauchdecke abgekapselt und kommuniziert nicht mit dem Peritoneum. Eiter bräunlich, ohne besonderen Geruch.

Parat. A-Bazillen, gezüchtet aus Eiter und Fäzes, $^1/_4$ Jahr später wieder aus Fäzes. Glatte Heilung des Abszesses ohne Komplikationen.

Vielfach schon, zuerst wohl von Kayser, ist auf die große Bedeutung der Gallenblase und der Gallenwege bei Typhusbazillenträgern hingewiesen. Die Galle spielt ja als Elektivnährboden in der Diagnose typhöser Erkrankungen eine große Rolle, da sie das Wachstum der Bakterien der Typhusgruppe anderen Bakterien gegenüber begünstigt. Windsor fand unter 89 Gallenblasen von Leichen und 14 von Operationen je 1 mal Paratyphus A-Bazillen.

Ich fand in der Literatur 2 Fälle von Paratyphus A mit Beziehung zu den Gallenwegen.

Blumenthal züchtete in einem Fall von Cholezystitis mit Gallensteinen aus dem Gallenblaseninhalt Paratyphus A-Bazillen.

Springer beschreibt folgenden Fall:

Eine 68 jährige Schifferswitwe, J. H., die seit 1870 etwa 30 Jahre ununterbrochen mit ihrem Mann auf einem Elbkahn gefahren war, nie einen Typhus oder diesem ähnliche Erkrankung durchgemacht haben will, hat vor etwa 30 Jahren 2 Jahre hindurch an außerordentlich heftigen und häufigen Gallensteinkoliken gelitten, die später nicht wieder auftraten. Im September 1910 erkrankte die Pat. eines Nachts mit Erbrechen und Durchfällen heftiger Natur, denen unmittelbar Verstopfung folgte. Am 21. Januar stellte sich starke Gelbsucht ein.

Bei der Aufnahme fand sich neben hochgradigem Ikterus in der rechten Oberbauchgegend, entsprechend der Gallenblase am unteren Leberrande, ein kindskopfgroßer, harter, höckeriger Tumor, der bei der Atmung auf und niedersteigt und leicht druckschmerzhaft ist.

Bei der Operation fand man die dünnwandige Gallenblase ganz mit Steinen angefüllt. Der Ductus choledochus war enorm erweitert, daumendick und prall gefüllt; an seiner Einmündung ins Duodenum lag ein großer, harter, höckeriger Tumor, ein Karzinom, an dem Pat. später starb. Bei der Eröffnung des Ductus choledochus entleert sich eine Menge eitrigen Schleimes, keine Galle. Aus dem Schleim wurden Paratyphus A-Bazillen gezüchtet, nicht jedoch aus Fäzes und Urin. Als sie 4 Wochen später starb, wurden aus der Galle wiederum Paratyphus A-Bazillen in Reinkultur gezüchtet.

Schließlich gebe ich noch eine von Kayser (69) im Jahre 1904 aufgestellte Zusammenfassung der bis dahin bekannten Paratyphus A-Fälle wieder, um ein Bild der gewöhnlichen Verlaufsarten des Paratyphus A zu zeigen.

Der B. parat. A wurde gezüchtet:

Gwyn: 28j. Patient. Blutkultur. Die Bazillen werden 1 : 200 agglutiniert vom Pat.-Ser. Typhus Widal = 0. Typischer Typhus in Prodromen und Verlauf: Fieber, Milzschwellung, Roseolen, Durchfälle, Hämorrhagien, Diazoreaktion.

Schottmüller: Pat. Müller. 26 J. Blutkultur. Die Bazillen werden vom Pat.-Serum 1 : 100 agglutiniert. Typhus Widal = 0. Bietet das Bild eines Typhus abdominalis: Temperaturkurven, Puls, Benommenheit, Zunge, Milztumor, Roseolen, komplizierende Bronchitis.

Schottmüller: Pat. Barz. 46 J. Blutkultur. Bazillen 1 : 50 agglutiniert vom Pat.-Serum. Klinisch vollkommener Typhus.

Brion-Kayser: 16jähriges Mädchen, Kultur aus Roseolen, Venenblut, Stuhl, Urin, Vaginal- und Urethraleiter. Die Bazillen werden vom Pat.-Serum 1 : 1000 agglutiniert. Typhus Widal = 0. Typische Typhuserscheinungen: Fieber, Milz, Roseolen, Diazo, Rezidive.

Colemann-Buxton: 26jährige Frau. Blutkultur. Prüfung durch Seroreaktion. Typhus Widal 1:20 = +. Typhus abdominalis nach klinischen Erscheinungen: Fieber, Epistaxis, Milztumor, Darmerscheinungen, Albumen.

Johnston: Blutkultur. Identifizierung durch Seroreaktion. Typhus Widal = 0. Klinischer Verlauf: Anamnese, Fieber, Roseolen, Milztumor, Diazo, Darmerscheinungen.

Hewlett: 34jähr. Mann. Blutkultur. Baz. vom Pat.-Serum 1 : 100 agglutiniert. Klinischer Typhus in Anamnese, Fieber, Roseolen, Darmerscheinungen.

H. Bonhoff. Einige Paratyphusfälle, bei denen aus dem Stuhl nur Parat. A gezüchtet wurde. Diese wurden vom Pat.-Serum agglutiniert. Dauer 10 bis 14 Tage. Sehr schnelle Rekonvaleszenz. Gastrisches Fieber.

Julie Cl. 18 Jahr, erkrankt am 13. Juli 1904 unter Kopfweh, Nasenbluten, Leibschmerzen und Durchfällen. Am 23. Juli Aufnahme in die Klinik. Leichter Status typhosus. Milz palpabel. Blutserum agglutiniert Par. A-Bazillen 1 : 500, Eberthsche und Par. B-Baz. gar nicht. Absteigendes remittierendes Fieber (in maximo 39·6) Puls 125. 30. Juli. Fäzes. Par. A positiv, (Titer 1 : 7000), vom Pat.-Serum 1 : 400 agglutiniert. Urin 0. Am 30. VII. fieberfrei. Rasches Abklingen der Beschwerden.

Cushing: 27jähr. Mann macht einen schweren Par. A durch mit Rezidiv. Nach etwa 7 Monaten wird aus einer Knocheneiterung Par. A gezüchtet. Das Pat.-Serum agglutiniert ihn 1 : 800. Typhus Widal = 0.

Mortalität und Prognose.

Die Mortalität der Paratyphus A-Erkrankungen ist eine geringe. Proescher und Roddy geben sie bei ihren Fällen mit 2 Proz. an. Vgl. vorn die Statistik über Erkrankungs- und Todesfälle von Paratyphus A in der Kais. japanischen Marine.

Die Prognose der Krankheit ist günstig. Auch bei stürmischem Beginn und toxischen Zuständen endigt die Krankheit meist mit Genesung ohne Nachkrankheiten, nur Rezidive sind zu befürchten.

Fundorte der Bazillen im Körper.

Da es sich bei Paratyphus A um einen spetikämischen Prozeß handelt, lassen sich die Krankheitserreger aus dem Blute züchten, am besten während der 4 bis 5 ersten Fiebertage, während im Gegensatz zu den Typhusbazillen bereits am 8. Tage die Isolierung der Paratyphus A-Bazillen selten möglich ist. Die Fundorte der Bazillen im Körper sind recht zahlreich — wohl heute fast schon eben so zahlreich, als die der seit 25 Jahren bekannten Typhusbazillen. In sehr vielen Fällen wurden sie in den Fäzes gefunden, auf der Höhe des Krankheitsprozesses manchmal fast ausschließlich. Im Harn gelang ihr Nachweis zu verschiedenen Malen. Auch in der Milz, der Galle, in den Mesenterialdrüsen, im Lumbalpunktat, in einem Rippen-, einem Schilddrüsen- und einem Hodenabszeß, in den Roseolen, im Vaginalschleim wurden sie konstatiert.

Pathologische Anatomie.

Es liegen erst wenig Obduktionsbefunde von Paratyphus A-Fällen vor, so daß es unmöglich ist, schon ein abgeschlossenes Bild der pathologischen Anatomie des Paratyphus A zu geben. Ich muß mich daher auf einige Literaturauszüge beschränken.

Saltikow (125). Von Paratyphus A-Fällen sind 5 Sektionen beschrieben bei Krankheit mit typhusähnlichem Bilde. Eins fügt Verfasser hinzu. Bei Paratyphus A wurden nur 2mal typhusähnliche Darmgeschwüre gefunden, 4mal bestand keine Veränderung des lymphatischen Apparates. Die sonstigen Veränderungen, Milztumor, trübe Schwellung von Nieren, Leber, sind nichts Spezifisches.

Castellani (25) sah 1907 in Ceylon 5 Fälle von Paratyphus A, ein Fall endete letal. Die Veränderungen des Darmtraktus waren denen des

Abdominaltyphus völlig ähnlich. Er fand nämlich im untersten Ileum zahlreiche Geschwüre; die Mesenterialdrüsen waren stark geschwollen. Aus der Milz und den Lymphdrüsen wurden Paratyphus A-Bazillen in Reinkultur gezüchtet.

Birt sah in einem typhusähnlichen Falle mit positivem Befund von Paratyphus A-Bazillen in der Milz die für Typhus charakteristischen Geschwüre.

Riberau fand bei einem Paratyphus A-Fall weder in den Peyerschen Plaques noch in den Lymphdrüsen Veränderungen, sondern nur eine leichte Rötung und Schwellung der Darmschleimhaut.

Baermann und Eckersdorf hatten 2 Todesfälle, die an Komplikationen starben, bei denen sie Gelegenheit hatten, die Darmveränderungen bei Paratyphus A zu beobachten. Sie schreiben darüber.

Fall I. Das anatomische Bild des Magendarmtraktus war folgendes: Zunge, Rachen, Ösophagus, Magen, Duodenum frei. Unmittelbar hinter dem Duodenum beginnt eine die Mukosa ganz gleichmäßig durchsetzende, grün schwärzliche, schiefrige Verfärbung.

Etwa in der Höhe des Ileums geht diese schiefrige Verfärbung allmählich in eine dunkelrote, sammetartige über, welche die Höhe der Falten gleichmäßig überzieht und, etwas weniger ausgeprägt, auch in die Täler hinabsteigt. Nirgends finden sich Blutaustritte. Die gesamte Dünndarmmukosa ist — nach unten an Intensität zunehmend — geschwellt, von sukkulenter Beschaffenheit, von dünnflüssigem Schleim überzogen. Von den follikulären Apparaten im Ileum sind nur die aggregierten Follikel erkennbar; sie sind klein, liegen ganz im Niveau der Mukosa, sind von derselben sammetroten Farbe. Der Darminhalt besteht aus grünlichen, schleimig dünnen Stühlen, der mit Gasblasen vermischt ist.

Die Mukosa des Dickdarms ist gleichfalls geschwellt, sukkulent, sammetrot, am gleichmäßigsten im Colon ascendens, S. romanum und rectum. Dazwischen sind die Schwellungszustände mehr zungenförmig, inselartig und entsprechen wohl dem Kontraktionszustand des Dickdarms.

Im Anfang des Querkolons eine fingerlange, derb granulierte, gelbgraue schmale Strecke von festhaftender narbiger Schleimhaut.

Mesenterial- und Retroperitonealdrüsen bis bohnengroß, weich, dunkelrot, injiziert. Impfung aus Dünn- und Dickdarminhalt, ferner aus den oberflächlichen Darmschichten des Dünn- und Dickdarmes, sowie aus den Mesenterialdrüsen ergaben reichlich Paratyphus A-Bazillen.

Fall II. Zunge dick belegt, Ösophagus, Magen blaß, etwa $^3/_4$ cm vor der Klappe beginnt eine diffuse, dunkelrote Schwellung der Mukosa, der viel dünner, z. T. eitriger Schleim aufgelagert ist; die Follikel sind klein, ganz blaß. Die ganze Dickdarmmukosa ist geschwellt, mit dünnem, eitrigem Schleim überzogen und auf große Strecken hochrot injiziert. Am stärksten ist die Injektion im oberen Kolon und Rektum, hier ist auch der Inhalt rein eitrig, dabei etwas zäh anhaftend. Im Rektum zahlreiche, kleinste, eitergefüllte Abszeßhöhlen, nach deren Entleerung die Schleimhaut wie ein Sieb durchlöchert ist. Im Abszeßeiter und der Abszeßwand keine Amöben, wohl aber im Darm ankylostoma. Mesenterialdrüsen klein, Retroperitonealdrüsen derb, gelblich, bohnengroß.

Aus Ileum und Dickdarminhalt, ferner aus den obeiflächlichen Darmschichten des Ileums und Dickdarmes und aus den Mesenterialdrüsen werden reichlich Paratyphusbazillen gezüchtet.

Bei der Sektion fand sich in beiden Fällen eine diffuse, katarrhalische, schleimig-eitrige Entzündung des Dünn- und Dickdarmes. In beiden Fällen war es nicht zu Erosionen oder Substanzverlusten gekommen. Die follikulären Apparate waren nicht mitbeteiligt, die Mesenterialdrüsen in einem Falle mitergriffen.

Pathologisch-anatomisch handelt es sich um keinen Prozeß, der in den follikulären Apparaten des Darmes lokalisiert ist, sondern um eine diffuse, katarrhalische Darmentzündung. Die leichteren Fälle sind wohl so zu verstehen, daß der katarrhalische Prozeß ein rasch ablaufender und räumlich begrenzter ist. Dadurch wird auch verständlich, daß es bei hohem Sitz und bei geringer Ausdehnung in den leichtesten Fällen nicht zu erkennbaren Stuhlveränderungen kommt.

Epidemiologie.

Wie der Paratyphus A-Bacillus klinisch und kulturell dem Typhusbacillus näher steht als dem Paratyphus B-Bacillus, so ähnelt er ihm auch in epidemiologischer Beziehung. Er hat nicht die große Verbreitung wie der Paratyphus B-Bacillus.

Wo größere Paratyphus A-Epidemien beobachtet sind, sind sie gewöhnlich auf Bazillenträger zurückzuführen. Diese spielen gerade beim Paratyphus A eine große Rolle.

Am stärksten scheint der Paratyphus A in Indien verbreitet zu sein, von dort besitzen wir auch die meisten epidemiologischen Angaben.

Firth (39) schreibt: Die Entleerungen von fieberhaft Darmkranken wurden bei den eurpoäischen Truppen in Indien 1908/09 gründlich untersucht. Es gelang auf diese Weise unter 1229 Fällen von fieberhafter Enteritis 14 Proz. der Fälle als Paratyphus A-Bazillenträger nachzuweisen (1 Proz. chronische, d. h. länger als 6 Monate ausscheidende und 13 Proz. akute) und deren sehr gefährlichen Wiedereintritt bei den Truppen zu verhindern.

Grattan und Wood (48): Die Bazillenträger haben bei der Ausbreitung der Paratyphus A-Infektion eine gewisse Bedeutung, weil die Krankheit infolge ihres überwiegend milden Verlaufes häufig nicht erkannt wird, und die Patienten dann als nicht infektionsfähig betrachtet werden. Solche nicht abgesonderten Paratyphus A-Kranke bzw. -Rekonvaleszenten waren wiederholt der Ausgang für Epidemien. Chronische Bazillenträger, d. h. solche mit einer mehr als 3 Monate währenden Bazillenausscheidung sind sehr selten.

Die Verfasser glauben, daß etwa $^1/_3$ der Fälle von sogenanntem „Fieber unbekannten Ursprungs" in Indien durch Paratyphus A-Infektion verursacht wird. Derartige Fieber spielen ein wichtige Rolle, wenn man bedenkt, daß z. B. im Jahre 1909 allein unter den englischen Soldaten 4386 solcher Erkrankungen beobachtet wurden.

Windsor (155): Als die wahrscheinlichste Ursache einer Epidemie von 8 Fällen in einem englischen Lager in Indien konnte ein Mann ermittelt werden, der einzige unter 154, der eine positive Widalreaktion für Paratyphus A hatte, der als Küchenordonnanz beschäftigt gewesen war und vor einigen Monaten an Cholecystitis-verdächtigen Erscheinungen gelitten hatte.

Therapie und Bekämpfung.

Mit chemischen Mitteln eine Vernichtung der Paratyphus A Keime im Körper zu erzielen, ist uns noch nicht gelungen. Auch schlugen Versuche fehl, die darauf hinzielten, die pathogenen Keime im Darmkanal durch Überwuchern mit einer anderen, harmlosen Bakterienart abzutöten, wie dies Bondi bei einem Paratyphus A-Fall mit Joghurtmilch versuchte. Günstige Erfahrungen werden über die Behandlung, besonders der Bazillenträger, mit Tierkohle berichtet, doch läßt sich darüber noch kein abschließendes Urteil fällen.

Den einzelnen Kranken können wir nur symptomatisch behandeln und Schädlichkeiten von ihm fernhalten. Besonders wichtig ist die Regelung der Diät. Auch nach Abfall des Fiebers soll man noch längere Zeit Bettruhe und Diät beibehalten, um einem Rezidiv vorzubeugen.

Über den prophylaktischen bzw. therapeutischen Wert der Schutzimpfung werden wir weiter unten zu sprechen haben.

Unsere Maßnahmen decken sich sonst mit den beim Typhus vorgeschlagenen: Anzeigepflicht, Isolierung der Kranken — jede Typhusart für sich! — Ausfindigmachen der Verdächtigen und Erforschung des Infektionsweges, Desinfektion sämtlicher Abgänge, sowie der Wäsche usw., Überwachung des Nahrungsmittelverkehrs, Verbot oder Beschränkung der Benutzung von Wasserversorgungsanlagen.

Tierpathogenität.

Die Pathogenität der Paratyphus A-Bazillen ist eine beträchtliche für weiße Mäuse, und zwar bei jedem Infektionsmodus. Nach Kayser, Kempff und Clemens gingen ausgewachsene weiße Mäuse bei Verfütterung lebender Paratyphus A-Bazillen nach spätestens 24 Stunden unter enteritischen Erscheinungen zugrunde. Die Sektion zeigte Milzschwellung und starke Entzündung des Dünndarms, jedoch keine Dickdarmaffektion.

Dagegen konnte Korte Bazillen vom Typ B an weiße Mäuse und Meerschweinchen verfüttern, ohne sie nennenswert krank zu machen.

Bock verfütterte Teile 20stündiger Agarkultur von Paratyphus A., in Bouillon aufgeschwemmt, auf Brot. Diese führten erst nach 2 bis 7 Tagen den Tod weißer Mäuse herbei, bei Paratyphus B starben nur wenige, sie erkrankten meist für 2 bis 3 Tage und erholten sich wieder. Ähnliches Resultat hatte die Fütterung, wenn dazu Kulturen verwandt wurden, welche 24 Stunden in Milch gezüchtet waren. Die Sektion bei den schnell verlaufenden Fällen ergab deutlich blutig-glasigen Darminhalt mit Schwellung der Peyerschen Plaques und dunkelrote Färbung der geschwollenen Milz. Im Ausstrich waren zahlreiche, meist polgefärbte Stäbchen, oft in Häufchen zusammenliegend, vorhanden. Lebten die Tiere länger als etwa 4 Tage nach der Fütterung, so wurde häufig blutiges Exsudat in der Bauchhöhle, Hämorrhagien in den Lungen, auch pneumonische Verdichtungen festgestellt. Die Bazillen konnten aus diesen Organen gezüchtet werden. In der Leber zeigten sich bisweilen nahe am Rande weißliche nekrotische Stellen, die gleichfalls Bazillen enthielten.

Bei subkutaner Einspritzung von 0·3 ccm einer 24stündigen Bouillonkultur waren nach Brion und Kayser weiße Mäuse nach wenigen Stunden schwer krank, sie starben 14, spätestens 24 Stunden nach der Einspritzung.

Meerschweinchen und Kaninchen sind nach Kempff der Infektion durch Verfütterung von Paratyphus A-Bazillen nicht zugänglich.

Über subkutane und intraperitoneale Infektion schwanken die Angaben. Während Blumenthal angibt, daß eine Normalöse einer 24stündigen Agarkultur, in 1 ccm Bouillon verteilt und intravenös injiziert, nicht imstande war, ein Meerschweinchen von 200 g nennenswert krank zu machen, gibt Clemens an, daß bei Meerschweinchen und Kaninchen bei subkutaner Infektion schon geringe Mengen tödlich wirken.

Bei den Versuchen von Kayser starb ein Meerschweinchen von 215 g bei intraperitonealer Einverleibung von 2 mg 24stündigem Agarrasen nach 12 Stunden. Tiere von 350 g starben etwa 36 Stunden nach intraperitonealer Einverleibung. Ein Kaninchen von 1980 g wurde nach intravenöser Einverleibung von 4 ccm Paratyphus A-Bouillonkultur (24stündig) schwer krank, erholte sich aber nach Wochen wieder. Jüngere Tiere gingen mit dieser Menge zugrunde.

Brion und Kayser (17) machen folgende ausführlichen Angaben: Ein Meerschweinchen von 358 g vertrug 3 ccm Bouillonkultur (subkutan), nahm aber gehörig an Gewicht ab. Dagegen starben jüngere Tiere (unter 200 g) 16 bis 20 Stunden nach Einspritzung von 4 ccm in die Bauchgegend, sie hatten gleichmäßig eine mehrstündige Agonie, während der sie im Liegen sehr lebhafte Bewegungen, besonders mit den Extremitäten ausführten. Das eingeführte Bacterium sahen wir außer an der entzündeten Injektionsstelle in Blut und Milz.

Nach Eingabe von 4 ccm Bouillonkultur blieb ein Kaninchen von 1135 g am Leben. Erhielt ein Tier von 1545 g Gewicht in mehrtägigen Pausen zunächst 5 und dann 10 ccm einer durch Erhitzen ($^1/_4$ Stunde auf 56° C) abgeschwächten Kultur unter die Bauchhaut, so magerte es bis 1200 g ab und starb nach 5 Wochen. An dem Orte der Injektion war ein talergroßes Stück Haut nekrotisch abgestoßen, darunter hellgelber, unangenehm riechender, Eiter, in welchem sich allein das Par. A-Stäbchen fand. Diese pyogenen Eigenschaften bestätigt Clemens. Das Unterhautzellgewebe war im Umkreis von 7 cm sulzig geschwellt und stark entzündlich gerötet. Dabei bestand seröse Pleuritis und Pericarditis adhaesiva. Die Milz war nicht besonders vergrößert. Paratyphus A. konnten aus der Ödem- und Pleuraflüssigkeit, Herzblut und Milz gezüchtet werden.

Versuche an anderen Tieren sind mir nicht bekannt geworden. Doch verdienen die Angaben von Seiffert (136) Beachtung, da sie differentialdiagnostische Merkmale zwischen Par. A- und Par. B-Bazillen bei Infektion von Tauben feststellen. Spritzt man $^1/_{10}$ ccm einer 24stündigen, nicht abgetöteten Kultur von Paratyphus B-Bazillen einer Taube in den Brustmuskel, so ist nach etwa 8 Tagen bei der Taube ein deutlicher Schwund des gespritzten Muskels durch Palpation fühlbar. Dieser Schwund schreitet derart fort, daß nach 10 bis 12 Tagen kaum noch etwas vom Muskel fühlbar ist. Die Taube stirbt bei virulenten Stämmen nach etwa 15 bis 18 Tagen. Nur bei den typhischen Paratyphus B-Stämmen tritt diese muskuläre Degeneration auf. Tauben, die mit verschiedenen Paratyphus A-Kulturen gespritzt waren, zeigten nicht die geringste Veränderung.

Bakteriologie.

Morphologie.

Morphologisch gleicht der Paratyphus A-Bacillus den anderen Arten der Typhus-Coligruppe. Es sind kurze, schlanke, an beiden Polenden abgerundete Stäbchen, die in tierischen Geweben (Blut, Eiter, Milz) nach kurzer Karbolfuchsintinktion Polfärbung zeigen, geringere solche, die aus Traubenzuckerbouillon und von der Kartoffel stammen. Die kleinsten Formen kommen in Nährgelatine, auf Agarboden und in Milch vor. Ein Auswachsen zu langen Fäden ist nicht beobachtet. Jedoch geben Schottmüller und Steinhaus an, daß sie Fadenbildung sahen.

Färbbarkeit.

Sie färben sich gut mit gewöhnlichen Anilinfarben. Die Gramfarbe nehmen sie nicht an.

Temperaturoptimum.

Bei 37° C gedeiht das Bacterium vorzüglich, auch bei 21 ° C geht die Entwicklung gut vor sich; von 38° C fängt die wachstumshemmende Wirkung der Temperaturen an.

Sauerstoffbedürfnis.

Die Paratyphus A-Bazillen sind fakultative Anaerobier.

Beweglichkeit.

Ihre Beweglichkeit ist meist sehr lebhaft. Liachowetzki (88) hat nach eigener Methode die mittleren Größen der flächenhaften Fortbewegung der Typhus-Colibazillen bei Brutschranktemperatur berechnet und diese in Millimeter in folgender Tabelle dargestellt.

	Nr.	Stunden						
		1	2	3	5	6—8	10—16	24
Typhus	1	95·0	216·3	301·6	624·1	1306·7	3759·1	16733·1
	2	—	—	—	—	—	2640·7	8588·8
	3	—	—	—	—	—	1962·5	—
	4	—	—	—	—	—	—	7850·0
	5	—	113·0	—	—	—	—	—
Paratyphus A	1	136·8	352·8	—	—	—	—	—
	2	—	78·5	—	—	—	4727·1	—
	3	—	28·3	—	—	1661·0	—	—
	4	—	132·7	—	—	452.2	—	—
Paratyphus B	1	—	554·4	—	—	1519·8	—	—

Resistenz.

Über die Resistenz der Paratyphus A-Bazillen fand ich folgende Literaturangaben:

Kempff (75). Die Zeitdauer für die Abtötung der Paratyphus A-Bazillen bei 56 °C beträgt 20 Minuten; bei gewöhnlicher Temperatur in 50 Proz. Glyzerinwasser 14 Tage, in 10 Proz. NaCl + 40 Proz. Wasser und 50 Proz. Glyzerin 8 Tage.

Heim (54). Typhusb., an Seidenfäden dunkel aufbewahrt, waren noch am 213. Tage lebensfähig, ebenso Paratyphus A- und B-Bazillen, weniger lange Colibazillen.

Mitra (95). Der Paratyphus A-Bacillus hat eine sehr geringe Widerstandsfähigkeit gegen die verschiedenen Fettsäuren. Der Parat. B-, Typhus- und Colibacillus können sich in einem an den genannten Säuren reichen Milieu entwickeln.

Cannata und Mitra (21). Einige Milchfermente (B. bulgaricus, Milchsäurebacillus, monococcus, B. butyricus, B. subtilis) besitzen eine ausgesprochen antibakterielle Wirkung gegen den Typhus, Par. A- und B- und Dysenteriebacillus. Die Virulenz des Typhus-, Par. A- und B-Bacillus wird aufgehoben. In hohen Dosen eingeimpft, zeigen sie kein pathogenes Vermögen mehr.

Gildemeister (45). Bakterien der Typhusgruppe sind wenig resistent gegen Antiformin.

Auflösung verschiedener Bakterien in Antiformin.

Bakterienart	Konzentration der Antiforminlösung in Proz.			
	20 Proz.	10 Proz.	5 Proz.	1 Proz.
	Zeitdauer der Auflösung in Minuten.			
Typhus	$1^1/_2$—2	$3^1/_2$—4	6—7	25—28
Paratyphus A	2	$3^1/_2$—4	7—8	25—28
Paratyphus B	2	4—5	8—9	27—30
Coli	2	5	9—10	35—37
	Auflösung in Eau de Javelle			
Typhus	15—16	42—45	90—120	nach 24 Stdn. nicht aufgel. Flüssigkeit getrübt
Paratyphus A	16—17	42—45	90—120	
Paratyphus B	16—17	46—50	90—120	
Coli	16—17	46—50	90—120	

Porcelli-Titone (108). Zur Prüfung der Einwirkung ultravioletter Strahlen auf die Bakterien der Typhus-Coligruppe nahm Verf. 2 Tropfen einer 18stündigen Bouillonkultur auf 6 Tropfen physiologischer Lösung. Parat. A- und B-Bazillen verhielten sich gleich. Paratyphus gibt folgende Tabelle:

Zeit der Aussetzung ultravioletter Strahlen	Typhus	P. A. = P. B.	Coli	Entwicklung in Agar			Entwicklung in Bouillon		
				Typhus	P. A. = P. B.	Coli	Typhus	P. A. = P. B.	Coli
Minuten									
0	++++	+++	+++	Reichliche Entwicklung	Reichliche Entwicklung	Reichliche Entwicklung	+++	+++	
2	++++	+++	+++	Zahlreiche isolierte Kolonien	Keine Entwicklung	22 Kolonien	—	—	
4	++++	+++	+++	10 Kolonien	„	3 Kolonien	—	—	
6	++++	+++	+++	Keine Entwicklung	„	Keine Kolonien	—	—	
8	++++	++	++	„	„	„	—	—	
10	++++	++	++	„	„	„	—	—	
12	+++	++	++	„	„	„	—	—	
15	+++	++	++	„	„	„	—	—	
20	++	++	++	„	„	„	—	—	
25	++	+	+	„	„	„	—	—	
30	+	+	+	„	„	„	—	—	
45	—	—	?	„	„	„	—	—	

Hirokawa (57). Die menschliche Galle ist meist steril. B. coli, typhi und Pa. A. u. B., Bac. pneumon. und dys. Flexner können sich in menschlicher Galle sehr gut, B. dys. Shiga-Kruse und Staphylococcus weniger gut entwickeln.

Vetrano (150). Die Kulturen von B. typhi, Parat. A., Parat. B. und Coli, welche auf mit Galle im Verhältnis von 4 Proz. untermischtem Agar gehalten wurden, geben in ihrer Virulenz abgeschwächte Mikroorganismen.

Muru (99) führte Untersuchungen aus, um festzustellen, welchen Einfluß der Magensaft auf Paratyphusbazillen ausübt.

Er verabreichte verschiedenen Individuen die Ewald sche Probemahlzeit und heberte nach $^1/_2$, 1 bzw. 2 Stunden den Mageninhalt aus. Dieser wurde in sterile Erlenmeyer sche Kölbchen aufgenommen und z. T. durch steriles Filterpapier (protoidfreies Fabrikat) filtriert. Die beiden Filtrate wurden in kleine Erlenmeyer sche Kölbchen aufgenommen und in verschiedener Menge Röhrchen mit 10 ccm Bouillon oder flüssiger Gelatine zugesetzt, welche mit Paratyphus A- oder B-Kulturen infiziert worden waren. Die Röhrchen wurden in den Thermostat bei 37° C gebracht, nach 24, 36, 48 und 96 Stunden Verimpfung auf Agar.

In allen Röhrchen mit Bouillon oder flüssiger Gelatine und Parat. A oder B-Bazillen und Magensaft beobachtete man eine Trübung und die Bildung eines schwachen Präzipitats, welches z. T. auf Verdauungsprozesse des Substrates und z. T. auf Entwicklung der Mikroorganismen zurückzuführen war. Die Keime erhielten sich lebensfähig. Alle auf Agar angelegten Kolonien gingen an, gleichgültig, ob der Magensaft im Verhältnis 1 : 10 oder 5 :10 den Röhrchen zugesetzt war.

Kulturelles Verhalten.

Typ B des Paratyphusbacillus wächst auf allen Nährmedien besser als Typ A. In manchen Eigenschaften steht, wie wir sehen werden, Typ A dem Typhus-, Typ B dem Colibacillus näher. Mutationsartige Veränderungen der Paratyphus A-Bazillen sind bisher nicht beschrieben.

Agarboden.

Die Beschreibungen des Wachstums der Paratyphus A-Bazillen auf Agar lauten: Wachstum wie Typhus, wie Coli, kein Unterschied gegen Paratyphus B, doch wachsen die beiden letzteren üppiger als Paratyphus A.

Steinhaus (142) gibt folgende Beschreibung des Agarstiches.

Typhus	Paratyphus A	Paratyphus B	Coli
Weißlichgrauer, saftiger Belag. Üppiges Breitenwachstum	Sehr dünner, grauweißer, durchsichtiger Belag. Wie Typhusbazillen. Geringeres Breitenwachstum	Wie Typhusbazillen. Geringeres Breitenwachstum	Wie Typhusbazillen. Üppiges Breitenwachstum

Schroeter und Gutjahr (131) geben über das Wachstum auf der Agarplatte folgende Tabelle:

Wachstum		Typhus	Paratyphus A	Paratyphus B	Coli
	Größe	bis 2 mm D.	bis 2 mm D.	bis 3 mm D.	bis 4 mm D.
Nach 24 Stunden	Makroskopisches Aussehen	Glänzend, bräunlichweiß	Dicker, weniger durchsichtig wie Typhus	Weißliche Kolonien, undurchsichtig	Dick, undurchsichtig, gelb
	Mikroskopisches Aussehen:				
	a) Form	Kreisrund	Rundlich	Nicht gleichmäßig rund	Rundlich
	b) Rand	Glatt	Gezackt	Eckig, gelappt	Gezackt
	Farbe	Im Zentrum leicht gebräunt, am Rand weißlich	Zentrum gelbbraun, Rand heller	Gelbbraun	Braungelb
	Innere Struktur	Feine Körnelung	Körnelung gröber als bei Typhus	Grobe Körnelung	Grobe Körnelung
	Größe	bis 4 mm D.	bis 4 mm D.	bis 4 mm D.	bis 5 mm D.
Nach 48 Stunden	Mikroskopisches Aussehen	Sonst wie nach 24 Stunden	Die kleinen Kolonien rundlich, die größeren wie unregelmäßige Vielecke	Noch unregelmäßiger. Sonst wie nach 24 Stunden	Sonst wie nach 24 Stunden
	Rand		Wie zersägt		
	Farbe		Zentrum gelbbraun, Rand heller. Sonst wie nach 24 Stunden		

Im Gegensatz dazu geben Baermann und Eckersdorf an, daß die Paratyphus A-Bazillen auf der Agarplatte nach 24 Stunden typhusähnlich, vielleicht aber etwas mehr durchsichtig seien.

Schottmüller verteilte bei seinem Paratyphus A-Fall Barg 20 ccm Blut in 6 Agarröhrchen, mischte es und goß Platten. Nach 24 Stunden war noch kein Wachstum sichtbar. Am 2. Tage waren einzelne Kolonien sichtbar. Am 5. Tage fanden sich 34 Kolonien, meist in der Tiefe, wenige an der Oberfläche, sämtliche Arten boten ein gleichartiges Aussehen, und zwar zeigten die in der Tiefe einen schwarzgrünen Farbenton, erst die an die Oberfläche gelangten Kolonien hatten eine mäusegraue Färbung angenommen. (Diese eigentümliche Färbung haben wir als charakteristisch für Typhus- und typhusähnliche Bakterien in Blutkulturen kennen gelernt, sie ist offenbar auf eine Veränderung des Blutfarbstoffes durch das Wachstum der Bakterien zurückzuführen. Sch.)

Drigalski-Conradi-Platte.

Typhus	Paratyphus A	Paratyphus B	Coli
Blaue, tautröpfchenförmige Kolonien	Wie Typhusbazillen	Kleine Kolonien, breiter als Typhus und Paratyphus A, häufig geädert	Rote Kolonien. Nährboden gerötet

Endos Fuchsin-Agar.

Typhus- und Paratyphus A-Bazillen klare, blaßrosa, fast farblose Kolonien. Paratyphus B etwas opake, blaßrosa Kolonien. Colibazillen strahlend rote Kolonien, Nährboden rot.

Auf dem schwach rosa gefärbten Endofuchsinnährboden wächst B. par. A nach 16 bis 18 Stunden: Kolonien homogen, glashell durchscheinend, von Typhusbazillen weder an Größe noch an Farbe zu unterscheiden. Nach 24 Stunden: Die Vergrößerung der Kolonien hält mit dem entsprechenden Stadium des Typhusbacillus gleichen Schritt; kein in die Augen fallender Unterschied. Nach 48 Stunden ebenfalls typhusähnliches Bild.

Peptonwasser.

Peptonwasser wird durch das Wachstum von Paratyphus A-Bazillen in 48 Stunden leicht getrübt.

Bouillon.

Typhus, P. A-, P. B- und Colibazillen trüben die Bouillon, die stärkste Trübung bei Coli. Die Trübung ist gleichmäßig oder diffus. Bei längerem Wachstum nimmt die Trübung zu. Eine Häutchenbildung findet bei den Paratyphusbazillen nicht statt.

Die Löfflersche Bouillon wird im Laufe der Bakterienentwicklung nicht alkalischer, als sie vor der Impfung war (im Gegensatz zu B. coli).

Bouillon + Natriumsulfit.

Guillemard (50). Bei einem Zusatz von 20 Proz. Natriumsulfit zur gewöhnlichen Bouillon entwickelt sich der Typhusb., der Paratyphus B- und Psittakosebacillus in gewöhnlicher Weise, d. h. sie trüben die Bouillon gleichmäßig, während Par. A und bact. coli und ent. Gaertn. einen flockigen Niederschlag bilden.

Indol.

Bei den Paratyphus- und Typhusbazillen niemals Indolbildung; Coli zeigt stets positive Indolreaktion.

Gelatine.

Wie Typhus- und Paratyphus B-Bazillen verflüssigen auch die Paratyphus A-Bazillen bei ihrem Wachstum die Gelatine nicht.

Ein völlig unähnliches Bild bietet die Gelatinestichkultur der Paratyphus A und B-Bazillen. Ihr fehlt für Wochen nach der Reinzüchtung aus Krankenmaterial das rasche Breitenwachstum der Typhus- und Colibakterien. Die großen, lappigen Randauswüchse der Coli-Gelatinestichkultur fehlen.

Gelatinestichkultur.

Typhus	Paratyphus A	Paratyphus B	Coli
Dünner, zarter Belag. Durchscheinend. Breitenwachstum	Dünner, zarter, weißer Belag. Geringes Breitenwachstum. Später dicker, von weißer porzellanartiger Farbe	Üppiger, weißer, feuchter, zähflüssiger Belag	Wie Typhusbazillen

Gelatineplatte.

Den Paratyphus A und B-Bazillen fehlten die aderförmige Oberflächenfurchung, sowie kurz nach der Reinzüchtung aus Krankenmaterial die Buchten von Coli- und Typhusbazillen. Nach 24 Stunden sind sie stecknadelkopfgroß. Ihr Verhalten gegeneinander zeigt folgende Tabelle (s. nächste S.):

Piorkowskis Harngelatine.

Auf Piorkowskis Gelatine wachsen die Paratyphus A-Bazillen nach 24 Stunden als meist ovale, seltener runde, fast farblose Kolonien, deutlich als solche erkennbar, durchweg ohne jede Fadenbildung und Fortsatz.

	Typhus	Paratyphus A	Paratyphus B	Coli
Gelatineplatte nach 48 Stunden	Bei schwacher Vergrößerung Kolonien zart, farblos, durchscheinend. Weinblattform. Meist Nabelbildung. Tiefe radiäre Furchung	Größer als Typhus, doch kleiner und zarter als Paratyphus B. Leicht grau oder fast farblos. Rundlich. Meist Nabelbildung und granuliert. Ohne Furchung	Etwas üppiger als Typhus. Leicht grau, rund mit kleinen Einbuchtungen. Meist Nabelbildung. Deutliche wellige Äderung	Üppiger als Typhus. Farbe weißgelblich. Weinblattform. Meist Nabelbildung. Tiefe Furchung
Gelatineplatte nach 72 Stunden	Größer. Form wie oben. Kreisrunde, ganz glattrandige Kolonien. Mitte gelblich bis gelbbraun. Randzone farblos. Mitte fein granuliert mit leichter Äderung. Randzone zeigt radiäre Furchung	Zarter als Paratyphus B. Rundliche Kolonien. Mitte grau- bis braungelblich. Rand farblos. Der Rand ist gering gelappt und zeigt leicht angedeutete radiäre Furchung. Körnelung grob	Üppige, kreisrunde, scharfrandige, knopfförmig erhabene Kolonien. Farbe: graugelblich bis schwarzbraun, porzellanartig glänzend. Mitte undurchsichtig. Körnelung grob. Randzone zeigt leicht strahlenförmige Streifung	Größer. Mitte gelblichgrau, Rand farblos. Matt. Kreisrunde, scharfrandige Kolonien. Körnelung grob, die Oberfläche ist höckerig und runzelig. Zonenzeichnung angedeutet. Außerdem dichtmaschige Äderung durch die ganze Kolonie
	bis 1 mm D.	bis 1 mm D.	bis 2 mm D.	bis 2 mm D.
Oberflächenwachstum auf Gelatine mit hohem Schmelzpunkt (nach Forster) nach 72 Stunden	Durchsichtige, rundliche Kolonien mit scharf abgesetztem gelblichem Nabel und hellerer Randzone, Rand glatt, aber unregelmäßig. Feine Körnelung. Unregelmäßig geädert. Weinblattform	Bräunliche Kolonien von rundlicher Form, weniger durchsichtig als Typhus. Feine Körnelung. Bei einzelnen Nabelbildung und Äderung	Vollkommen undurchsichtige, grob gekörnte Kolonien von brauner Farbe. Rand vollkommen glatt	Nicht absolut runde, mehr polygonale Kolonien mit gelblichem Zentrum und hellerer Randzone. Rand unregelmäßig gelappt. Grobe Körnelung

Seifert (135) glaubt die 3·3prozentige Piorkowskische Harngelatine als einen Nährboden ansprechen zu dürfen, mit Hilfe dessen es bei Anwendung des Plattenverfahrens gelingt, die zur Typhus-Coli-Gruppe gehörigen Bazillen voneinander zu trennen.

Milch.

Das Wachstum des Paratyphus A in Milch ist dem des Typhus völlig gleich. Sie bilden geringe Mengen Säure ohne sichtbare Veränderung des Nährbodens. Koagulation der Milch tritt selbst nach Monaten nicht ein. Etwas abweichende Angaben über das Wachstum des Paratyphus A in Milch gibt nur Schottmüller, der nach Wochen leichte Transparenz der Milch beobachtet haben will.

Das Wachstum des Paratyphus B in der Milch ist davon verschieden. Er läßt die Milch zunächst unverändert, fängt aber nach ungefähr 14 Tagen an, die Milch aufzuhellen. Ferner wird die Milch durchaus alkalisch. Blandini gibt an, daß die Erscheinung, daß Par. B, lange in Milch gezüchtet, dieselbe aufhelle und schließlich sogar durchsichtig werden lasse, nicht immer wahrnehmbar sei. Auch Trautmann berichtet, daß die Aufhellung der Milch durch Par. B nach 10 Tagen bei 37° C oft ganz gering sei. Gerinnung der Milch tritt auch durch das Wachstum der Par. B-Bazillen nicht ein. Nur Schroeter und Gutjahr wollen nach 22×24 Stunden beginnende Gerinnung der Milch gesehen haben.

Colibakterien zeichnen sich durch starke Säurebildung in der Milch aus. Diese ist nach 24 Stunden geronnen.

Kartoffel.

Auch im Wachstum auf der Kartoffel gleichen sich Typhus- und Paratyphus A-Bazillen. Sie überziehen die Kartoffel mit einem zuweilen etwas ausgebreiteten, jedoch zarten, fast unsichtbaren, feuchtglänzenden Belag von weißer, gelblich- oder grauweißer Farbe. Bei langem Wachstum nimmt der Belag zu und die Färbung wird etwas intensiver.

Der Paratyphus B überzieht die Kartoffel mit einem üppigen, gelb- oder graubraunen, feuchtglänzenden Belag. Doch decken sich auch hier die speziellen Beschreibungen verschiedener Autoren nicht völlig. Während z. B. Schottmüller, de Feyfer und Kayser auf der Kartoffel „graubraunen, dicken, erhabenen Belag“ feststellen, erklären Hünermann, Conradi, v. Drigalski und Jürgens das Kartoffelwachstum ihrer identischen Stämme für unsichtbar. Aber auch mit Hünermanns Stämmen ist bei geeigneten Kartoffeln dasselbe üppige Wachstum zu erzielen, andrerseits erzielt man auch mit Schottmüllers Parat. B-Stämmen bei ungeeigneten Kartoffelsorten kein üppiges Wachstum.

Coli erzeugt auf der Kartoffel einen dicken, braungelben oder braunen, feuchtglänzenden Belag.

Lackmusmolke.

Trotz der vielen Widersprüche in der Literatur kann die Lackmusmolke als ein wertvoller Differentialnährboden zwischen dem Paratyphus A und B angesprochen werden. Bei unseren Par. A- und B-Stämmen hatten wir nie Zweifel an der Diagnose, wenn wir ihr Wachstum in Lackmusmolke prüften.

Ich zitiere hier Seitz (137), der die genannten Widersprüche zusammengestellt hat und vervollständige seine Tabelle noch durch neuere Literaturangaben.

„Die Lackmusmolke wurde von Petruschky im Jahre 1889 zur Unterscheidung von Typhus- und typhusähnlichen Bakterien in einer Zeit angegeben, die an Differenziernährböden noch nicht sehr reich war. Ihr Prinzip fand Anklang, aber ihre Herstellung war für den nicht Geübten so schwierig, daß der Autor sich veranlaßt sah, sein Rezept der Firma Kahlbaum in Berlin zu fabrikmäßiger Ausführung zu übergeben.

Die Widersprüche, die über das Verhalten der Typhus-Colibakterien in der Lackmusmolke mitgeteilt worden sind, dürften in der bakteriologischen Literatur wohl kaum ihresgleichen finden; sie erscheinen mir sonderbar genug, um sie tabellarisch zusammenzustellen (s. nächste Seite):

Die Ursache dieser Widersprüche liegt in der Schwierigkeit der Herstellung der Lackmusmolke und der daraus sich ergebenden Ungleichheit ihrer Zusammensetzung. Die Verschiedenheiten sind so groß, daß dadurch die Verwendbarkeit der Molke in Frage gestellt wird.“

Wie schon gesagt, kann ich mich der letzten Schlußfolgerung von Seitz nicht anschließen. Von Seitz und vor ihm schon von anderen wurden wegen obiger Unstimmigkeiten Versuche zur Herstellung einer künstlichen Lösung gemacht. Aber alle Lösungen, die angegeben sind, haben sich nicht eingebürgert, dagegen hat die Petruschkysche Lackmusmolke ihre Stellung als Differentialnährboden in der Diagnostik der Typhus-Coligruppe bewahrt.

Den Säuregrad, den die Paratyphus A-Bazillen in der Lackmusmolke nach 48 Stunden erzeugen, berechnet Schottmüller auf 1·4 bis 1·6 Proz.

Neutralrot.

Rothberger führte 1899 die Neutralrotprobe in die Differentialnährböden der Typhus-Coligruppe ein. Der Wert der Probe wurde ursprünglich durch die Umständlichkeit der Herstellung einer Schüttelkultur beeinträchtigt. Scheffler benutzte statt dessen bekanntlich unter Zusatz von Traubenzucker die Stichkultur. Auch diesem Verfahren haftet noch der Nachteil an, daß die Reaktion verhältnismäßig spät sichtbar wird, da vor 24 Stunden eine Veränderung des Nährbodens kaum zu erkennen ist. Es war daher

Typhus		Paratyphus A		Paratyphus B		Coli	
Lehrbücher. Petruschky. Kutscher. Weber und Haendel. Klencker. Steinhaus. Klimenko	Leicht sauer, leicht rot. Niemals Umschlag. Klar. Keine Trübung	Lehrbücher. Brion-Kayser. Klencker. Steinhaus. Aoki. Klimenko. Clemens. Springer	Wie Typhus	Lehrbücher. Schottmüller. Klimenko. Weber und Haendel	Leicht rot, dann blau. Klar	Lehrbücher	Hellrot oder ziegelrot. Stark getrübt
Schroeter und Gutjahr. Baermann und Eckersdorf	Nach 24 und 48 Stdn. etwas gerötet. Nach 4 × 24 Stunden stärker rot. Nach 10 × 24 Stunden Rötung wieder zugenommen. Nach 15 × 24 Stunden Rötung geringer. Nach 22 × 24 Stunden Farbe der Kontrolle	Blumenthal. Weber und Haendel. Baermann und Eckersdorf	Geringe Säuerung. Leicht rot. Leichte Trübung	Clemens	Zuerst rot, von der 2. Woche ab alkalisch	Schroeter und Gutjahr	Nach 24 bis 22 × 24 Stdn. dauernd ziegelrot
Springer	Nach 24 Stunden rotviolett. Nach 72 Stunden dunkelrot	Schottmüller	Dauernd rostrote Farbe. Keine Trübung	Springer	Nach 24 Stdn. rotviolett, nach 72 Stdn. dunkelblau		
Bonhoff	Keine Säuerung	Schroeter und Gutjahr	Nach 24 und 48 Stdn. etwas mehr rot als Typhus. Nach 4 × 24 Stunden stärker rot. Nach 10 × 24 Stunden Rötung wieder zugenommen. Nach 15 × 24 Stunden ziegelrot. Nach 22 × 24 Stunden Rötung etwas abgenommen	Baermann und Eckersdorf	Nach 24 Stdn. rot, nach 48 Stdn. blaurot, nach 72 Stdn. blau mit Rahmhaut		
Boit	Umschlag in seltenen Fällen nach Monaten			Hünermann. v. Ermengem	Trübung ohne Farbenveränderung		
Altschüler	Umschlag möglich nach einigen Tagen			v. Drigalski	Rot, klar		
				Schroeter und Gutjahr	Nach 24 und 48 Stdn. stark rot. Nach 4 × 24 Stdn. desgl. Nach 10 × 24 und 15 × 24 Stdn. beginnt wieder blau zu werden. Nach 22 × 24 Stdn. stark blau		

ein großer Fortschritt, den Oldekop[1] durch die Benutzung eines wenig konsistenten Nähragars mit 0·3 Proz. Agargehalt erzielte, denn mit Hilfe dieses Agars, dem außer einer kleinen Menge Traubenzucker 1 Proz. einer gesättigten Neutralrotlösung hinzugefügt wird, gelingt es, die charakteristische Reaktion schon nach 14 bis 16 Stunden in ausgeprägter Form zu erhalten.

Zusammengefaßt verhalten sich die Typhus-Colibakterien in der Schüttelkultur nach Rothberger und im Neutralrot + Traubenzuckerstichagar folgendermaßen:

Typhusbazillen lassen den Nährboden nach 24 bis nach 22 × 24 Stunden unverändert.

Bei den Paratyphusbazillen tritt Gasbildung, Aufhellung in Gelb mit grüner Fluoreszenz und spätere Entfärbung auf. Diese Reaktion soll sich beim Paratyphus B bedeutend schneller vollziehen als beim Paratyphus A. Auch gibt Clemens an, daß beim Paratyphus A die gelbe Farbe sich allmählich wieder in eine rote umwandle, während sie beim Paratyphus B bestehen bliebe.

Colibazillen bilden stark Gas. Sie hellen den Nährboden noch schneller auf als die Paratyphus B-Bazillen. Ebenfalls Entfärbung und Fluoreszenz.

Springer verwandte folgende Nährboden: 2 Proz. zuckerfreier Agar, 10 Proz. Lackmustinktur (Kahlbaum), 1 Proz. Neutralrot bei schwacher Alkaleszenz. Er hatte folgende Resultate:

Typhus	Paratyphus A.	Paratyphus B.	Coli
Unverändert. Kein Gas	Nach 24 Stunden in der Kuppe des Glases gelbrot, sonst unverändert. Nach 48 Stunden obere Hälfte rot, untere entfärbt. Gas	Nach 24 Stunden oberste Schicht rot, sonst entfärbt. Nach 72 Stunden bis auf einen schmalen Oberflächenring alles entfärbt. Gas	Nach 24 Stunden oberste Schicht rot, sonst entfärbt. Gas

Segale setzte dem Neutralrotnährboden Milchzucker statt Traubenzucker hinzu und schreibt folgendes:

„Die Gelbfärbung und Fluoreszenz des Neutralrotes tritt nur bei alkalischer Reaktion ein. Da Traubenzucker von Coli- wie Paratyphusbazillen zersetzt wird, ist er als Zusatz zu Neutralrot differentialdiagnostisch nicht verwertbar. Dagegen erweist sich Milchzuckerzusatz von 0·5 als brauchbar.

[1] *Centralbl. f. Bakteriologie.* Orig. Bd. XXXV. S. 120.

Bei Coli bleibt wegen der starken Säuerung eine Farbenveränderung aus, und es tritt starke Gasbildung auf. Paratyphus A veranlaßt langsame Reduktion, Paratyphus B wegen der Alkalibildung schnellen Farbenumschlag mit deutlicher Fluoreszenz.“

Ravenna empfiehlt folgendes Verfahren, um durch den Neutralrotboden Paratyphus A und B zu unterscheiden:

„Wenn der gewöhnlichen, zweckmäßig alkalisierten und nicht glukosierten Nährbouillon eine wässerige Lösung (möglichst nicht zu frische) 1 proz. Neutralrots derartig zugesetzt wird, daß eine Farbenverdünnung im Verhältnis 1:5000 entsteht, und dann mehrere Röhrchen mit verschiedenen Stämmen: Typhus-, Par. A- und B- und Colibazillen beschickt werden, so läßt sich schon nach 18 Stunden bei 37 °C wahrnehmen, daß bei den Typhus- und Paratyphus A-Kulturen die rote Farbe unverändert geblieben ist, bei den Par. B und Colikulturen dagegen eine deutliche Fluoreszenz hervortritt, die nach 24 bis 48 Stunden an Stärke immer mehr zunimmt, bis besonders in den Colibazillen enthaltenden Röhrchen die Farbe sich anschickt, in Orangegelb umzuschlagen. Nach mehreren Tagen tritt zuweilen auch in den mit Typhus- und Paratyphus A beschickten Röhrchen leichte Fluoreszenz und Verfärbung auf. Daß der Paratyphus B auf Neutalrot kräftiger einwirkt als der Paratyphus A-Bacillus, darauf haben schon andere Forscher hingewiesen. Es hat sich aber auch herausgestellt, daß bei Verwendung fester Kulturen diese Unterschiede im Verhalten nicht so deutlich zutage treten, daß sie erlaubten, zu Unterscheidungsmerkmalen erhoben zu werden. Mit Hilfe der Mischung Nährbouillon + Neutralrot ist es mir indessen gelungen, innerhalb weniger Stunden und auf sehr einfache Weise wiederholt 6 verschiedene Paratyphus A-Stämme von ebensovielen Paratyphus B-Stämmen zu unterscheiden.“

Malachitgrün.

Nach Baermann und Eckersdorf gleicht das Wachstum der Paratyphus A-Bazillen auf Löfflerschem Malachitgrün dem der Typhusbazillen. Sie überziehen den Nährboden mit einem zarten, grauweißen, feuchtglänzenden Belag und lassen die Malachitgrünlösung klar und grün.

Nach Aenstoots und Furth wachsen Typhusbazillen auf Leuchschem Malachitgrün bzw. 4 Proz. Agarmalachit in zarten, glasigen, teils runden, teils gezackten Kolonien aus. Parat. A-Bazillen wachsen in dichteren, üppigeren, runden Kolonien und entfärben anfangs das Malachitgrün ebenso wie Colibazillen im Umkreis der Kolonien, nach einigen Tagen nimmt aber die grüne Farbe wieder etwas zu. Eine Stichkultur von Paratyphus A im agarärmeren Substrat (1 Proz.) zeigt dagegen bereits nach 24 Stunden völliges und anhaltendes Fehlen der grünen Farbe. Parat. A nimm also bei seinem Wachstum auf Malachitgrünagar eine Mittelstellung zwischen Typhus- und Par. B-Bazillen ein. Nach Clemens wachsen Par. B-Bazillen auf Malachitgrün noch bei Konzentrationen, bei denen Typhus, Par. A und Colibazillen nicht mehr gedeihen.

Um durch den Malachitgrünboden eine Unterscheidung von Par. A- und Par. B-Bazillen zu ermöglichen, wandte Buchholz folgendes Verfahren an:

Da der Neutralrotagar eine Trennung von Par. A, Par. B. und Coli nicht gestattet, versetzte Verfasser statt des Neutralrots den Oldekopschen Agar mit 4 Proz. einer gesättigten Lösung von Malachitgrün (120 Höchst). Impft man ein mit etwa 5 ccm des genannten Malachitgrünagars gefülltes Röhrchen mit einer 1 bis 2 Tage alten Paratyphus B-Kultur unter 3maligem Einstich der Nadel, so ist in 16 bis 20 Stunden die ganze Agarsäule entfärbt. Sie hat dann eine hellgelbliche Färbung angenommen, die bisweilen noch einen leicht grünlichen Schimmer zeigt. Sehr oft ist schon in 16 Stunden die Entfärbung ganz oder bis auf einige zerstreute kleine Reste vollendet.

Impft man zu gleicher Zeit ein Röhrchen mit Typhus, ein weiteres mit B. coli, ein Drittes mit Parat. A, so sieht man in diesen Röhrchen nach Verlauf von 24 Stunden entweder gar keine Veränderung oder höchstens beim Typhus und Paratyphus A eine leichte Aufhellung des grünen Farbstoffes und beginnende Entfärbung. Unter keinen Umständen tritt innerhalb der ersten 24 Stunden eine so völlige Umwandlung des Farbstoffes ein, wie bei der Par. B-Gruppe. Die völlige Entfärbung dauert vielmehr beim Typhus und Paratyphus A 1 bis 2, bei B. coli 2 bis 4 Tage. Die einzelnen Stämme zeigen in der Zeitdauer, bis die Entfärbung vollendet ist, oft untereinander wieder kleine Unterschiede, die aber nicht konstant zu sein scheinen. Durch einen höheren Peptonzusatz (5 statt 1 Proz.) wird die Entfärbung des Malachitgrüns beschleunigt.

Traubenzucker.

Nach Springer und Aoki unterscheidet sich der Par. A- von Par. B-Bacillus in der geringeren Reduktionsfähigkeit in traubenzuckerhaltigem Nährboden. Typhusbazillen trüben die Traubenzuckerbouillon nur, ohne Gas zu bilden. Nach Kempff vergären nur lebende Bakterien den Traubenzucker, Filtrat und abgetötete Kulturen sind unwirksam.

Springer nahm 2 Proz. Agar, 10 Proz. Lackmustinktur (Kahlbaum) und 1 Proz. Traubenzucker.

Typhus	Paratyphus A	Paratyphus B	Coli
Nach 20 Stunden ganze Säule rot mit gelbem Farbenton. Nach 8 Tagen ganze Säule rot. Kein Gas	Nach 20 Stunden ganze Säule weinrot. Nach 8 Tagen Kuppe rotgelb, sonst ganze Säule rot. Gas	Nach 20 Stunden obere Schicht rot, sonst entfärbt. Nach 8 Tagen oberes Drittel rot, sonst entfärbt. Gas	Nach 20 Stunden ganze Säule ziegelrot. Nach 8 Tagen obere Schicht rot, sonst entfärbt. Gas

Baermann und Eckersdorf: 1 Proz. Traubenzuckerlackmusagar. Nach 24 bis 72 Stunden:

Typhus	Paratyphus A	Paratyphus B	Coli
Gerötet. Kein Gas	Gerötet mit langsam auftretender Gasbildung	Stark rot mit reichlicher, rasch auftretender Gasbildung.	Wie P. B.

Säurebildung auf Zuckerarten.

Die Säuremenge, welche in 2 Proz. Zuckerbouillon durch Par. A gebildet wird, verhält sich nach Brion und Kayser zu der durch B. typhi und B. coli hervorgebrachten wie 17:14:18, auf Maltose wie 14:10:10, auf Laktose wie 6:14:15. 36 Stunden nach der Inkubation ist die Säurebildung abgeschlossen.

Schroeter und Gutjahr geben folgende Säurewerte des Paratyphus A.

Tag:	1.	2.	3.	4.	5.	7.	10.	13.	17.
Lackmusmolke (Petruschky)	0·7	1·1	1·4	2·7	2·1	3·4	3·2	3·6	3·7
Bouillon	1·6	1·8	1·6	0·9	0·8	—1·3	—7·9	—5·4	—8·5
1% Traubenzuckerbouillon	3·7	10·3	11·0	9·9	10·8	10·7	9·7	9·5	9·1

Zum Vergleich geben wir noch ihre Werte vom 1. und 17. Tag für Typhus-, Paratyphus B und Colibazillen wieder.

	Tag	Typhus	Paratyphus B	Coli
Lackmusmolke (Petruschky)	1. 17.	0·3 0·3	2·9 — 1·0	6·0 5·6
Bouillon	1. 17.	3·5 —10·0	— 2·9 —11·8	— 1·3 —10·3
1% Traubenzuckerbouillon	1. 17.	8·8 6·7	4·3 9·6	4·8 12·4

Gasverhältnis $H_2:CO_2$.

Das Gasverhältnis $H_2:CO_2$ ist nach Frieber bei allen untersuchten Stämmen verschiedener Herkunft eine ziemlich konstante Größe, Schwankungen innerhalb einzelner Stämme treten auf, bewegen sich aber in engen Grenzen.

Das Gasverhältnis $H_2:CO_2$ nimmt für alle geprüften Arten (Par. A, Par. B. ent. Gaertner, B. paracoli und coli commune) einen Wert an, der annähernd bei 1 liegt, d. h. es werden fast gleiche Volumina beider Gase, Wasserstoff und Kohlendioxyd, gebildet. Die äußersten beobachteten Schwankungen liegen in den Grenzen $H_2:CO_2 = 1:0{\cdot}72$ bis $1:1{\cdot}30$.

Auf Grund seiner Untersuchungen schließt Frieber, daß das Gasverhältnis $H_2:CO_2$ für Par. A, Par. B. ent. G., B. paracoli und Coli als Artcharakteristikum nicht herangezogen werden kann. Es bildet kein differentialdiagnostisches Hilfsmittel zur Erkennung und Scheidung der untereinander so nahe verwandten Typhus-, Coli- und ähnlichen Bakterien.

Für Par. A ist das Gasverhältnis $H_2:CO_2 =$ etwa $1{\cdot}7:1$.

Erstarrtes Kälberserum.

Nach Brion und Kayser überzieht der Paratyphus A erstarrtes Kälberserum mit einem niederen, glänzenden Rasen.

Verschiedene Zuckerarten.

Da die Mitteilungen über das Verhalten der Bakterien der Typhus-Coligruppe nicht genau übereinstimmen, stelle ich zwei Tabellen, die eine von Wagner, die andere von Schroeter und Gutjahr zusammen. Die Gründe für die verschiedenen Beobachtungen liegen wohl in der verschiedenen Herstellung der Nährböden.

Während für die Paratyphus B-Bazillen Abweichungen nur im Dextrinnährboden vorkommen, sind die Angaben beim Parat. A verschieden für Mannit, Galaktose, Mannose und Maltose.

Nach Brion und Kayser wurden Dextrose (2 Proz. Bouillon) und Maltose unter Bildung von Milch- und anderen Säuren, sowie unter starker Gasentwicklung vergoren. Derartiger Zuckeragar (2 Proz.) ist 24 Stunden nach Anlegung eines tiefen Impfstiches in vielen Fällen durch Gasblasen zerrissen. Auch in Laktosebouillon wird Gas erzeugt, aber in geringerer Menge. Diese Erscheinung fehlt fast völlig bei Rohrzuckerbouillonlösung.

In der Tabelle bedeutet:

○ = Säurebildung.
● = Säure - und Gasbildung.
— = weder Säure- noch Gasbildung.

Zuckerarten	Typhus		Paratyphus A		Paratyphus B		Coli	
	Nach Wagner	Nach Schroeter und Gutjahr 1—5 Tage	Nach Wagner	Nach Schroeter und Gutjahr 1—5 Tage	Nach Wagner	Nach Schroeter und Gutjahr 1—5 Tage	Nach Wagner	Nach Schroeter und Gutjahr 1—5 Tage
Glyzerin	○		○		○			
Erythrit	—		—		—			
Arabinose	—		●		●			
Mannit	○	○	●	○	●	●		●
Adonit	—		—		—			
Dulcit	—	—	●	●	●	●		●
Rhamnose	—	—	●	●	●	●		●
Dextrose	○		●		●			
Galaktose	○	○	●	○	●	●		●
Mannose	○	○	●	○	●	●		●
Lävulose	○	○	●	●	●	●		●
Maltose	○	○	●	○	●	●		●
Laktose	—	—	—	—	—	—		●
Saccharose	—	—	—	—	—	—		●
Raffinose	—	—	—	—	—	—		●
Dextrin	○	○	●	●	●	—		○
Senegin			○					
Salizin		—	—	—		—		—
Amylum		—	●	●		—		○
Glykogen		—		—		—		—
Amygdalin		—		—		—		—
Inulin		—		—		—		—
Lichenin		—		—		—		—

In Dulcitnährböden erzeugen Par. B-Bazillen sofort Reduktion, Gas und geringe Säuremenge, Par. A-Bazillen lassen diesen Nährboden in den ersten 24 Stunden unverändert. Erst am 2. Tage ist Gas- und geringe Säurebildung zu konstatieren, zu der dann später eine geringe Reduktion hinzukommt. Nach Zupnick spielt die Alkaleszenz des Dulcitnährbodens dabei eine Rolle, indem nur bei starker Alkaleszenz Par. A-Bazillen Gaslösung vermissen lassen. Nach Ditthorn koaguliert oder fällt der Paratyphus B den Dulcitnährboden in spätestens 3 bis 4 Tagen, während Par. A erst am 11. Tage Koagulation hervorzurufen beginnt.

Nach Zupnick gestattet ein 1prozentiges Erythrit bzw. Raffinose und 13prozentige Lackmustinktur enthaltender, schwach alkalischer Agar eine Differentialdiagnose insofern, als die Paratyphus B-Stämme eine Entfärbung der obersten Schicht bewirken, die A-Stämme den Nährboden in toto unverändert lassen sollen.

In muskelzuckerfreier Laktosebouillon bildet, wie Clemens angibt, Typ A ein gerade noch sichtbares Gasbläschen, während Typ B eine beträchtliche Gasbildung hervorbringt. Ebenso Kayser. Dagegen sahen Klencker und Steinhaus nur bei Coli und Paratyphus B Gas und zwar schon am 1. Tage, bei Typhus und Paratyphus A nicht.

Barsiekowsche Nährböden.

Verhalten der Typhus-Colibakterien gegenüber Lackmustraubenzuckerlösung (Barsiekow I.)

Typhus	Paratyphus A	Paratyphus B	Coli
Säurebildung. Kein Gas. Nach 24 Stdn. etwas getrübt, rotblau. Nach 48 und 72 Stunden rot, koaguliert	Säurebildung. Kein Gas. Nach 24 Stdn. klar, rot. Nach 48 und 72 Stunden rot, koaguliert	Säurebildung. Gas. Nach 24—72 Stdn. rot, koaguliert	Wie Paratyphus B

Verhalten gegenüber Lackmusmilchzuckerlösung (Barsickow II.)

Typhus-, Par. A und Par. B-Bazillen lassen den Nährboden unverändert, nur Coli rötet unter Gasbildung den Nährboden und läßt ihn gerinnen.

Verhalten gegenüber Barsiekows Lackmus-Mannit-Nutroselösung nach Hetsch:

Typhus	Paratyphus A	Paratyphus B	Coli
Geringe Rötung. Kein Gas. Nach 24 Stunden blaurot. Nach 48 Stunden klar, rot. Nach 72 Stunden rot, koaguliert	Geringe Rötung. Kein Gas. Nach 24 Stunden blaurot. Nach 48 Stunden rotblau. Nach 72 Stunden rot, koaguliert	Gasbildung. Nach 24 Stunden rot. Nach 48—72 Stdn. rot, koaguliert	Gasbildung. Nach 24 Stdn. getrübt, rot. Nach 48—72 Stunden rot, koaguliert

Alleinstehend in der Literatur sind Baermann und Eckersdorf mit ihrer Angabe, daß Par. A-Bazillen keine Koagulation des Lackmus-Mannit-Nutrose-Nährbodens hervorrufen sollen.

Seltener benutzte Nährböden.

Aus einer Tabelle von Klencker:

	Typhus	Paratyphus A	Paratyphus B	Coli
Nutrose + Traubenzucker	Säure. Gerinnung. 3.—21. Tag	Säure. Gerinnung. 3.—10. Tag	Säure. Gerinnung. 1. Tag	Wie Paratyphus B
Nutrose + Milchzucker	Unverändert	Unverändert	Unverändert	Säure. Gerinnung
Nutrose + Milchzucker + Traubenzucker	Säure. Gerinnung	Säure. Gerinnung. Gas	Wie Paratyphus A	Wie Paratyphus A
Serum + Traubenzucker	Gerinnung	Gerinnung	Gerinnung	Gerinnung
Serum + Milchzucker	Unverändert	Unverändert	Unverändert	Gerinnung
Serum + Milchzucker + Traubenzucker	Gerinnung	Gerinnung. Gas	Wie Paratyphus A	Wie Paratyphus A
Kasjida-Agar	Blau	Blau	Blau	Rot
Fitzgerald-Dreyersche Nährlösung	Gelb	Gelb	Gelb	Rot

Springer machte folgende Versuche. Er setzte zu dem bereits erwähnten Nährboden (2 proz. zuckerfreier Agar) 10 proz. Lackmustinktur (Kahlbaum), 1 Proz. der unten in der Tabelle genannten Kohlehydrate bzw. mehrwertigen Alkohole hinzu bei ganz schwacher Alkaleszenz des Nährbodens:

Nährboden		Typhus	Paratyphus A	Paratyphus B	Coli
Fruktose	Gas	—	+ +	+ +	+ +
	Farbe	Nach 20 Stdn. obere Schicht rot, sonst rotgelb. Nach 8 Tagen Kuppe rotgelb, sonst ganze Säule rot	Nach 20 Stdn. ganze Säule weinrot. Nach 8 Tagen oberes Drittel rot, sonst entfärbt	Nach 20 Stdn. obere Schicht rot, sonst entfärbt. Nach 8 Tagen obere Hälfte rot, sonst entfärbt	Nach 20 Stdn. ganze Säule ziegelrot. Nach 8 Tagen oberes Viertel rot, sonst entfärbt
Galaktose	Gas	—	+ +	+ +	+ +
	Farbe	Nach 20 Stdn. obere Schicht rot, sonst gelbrot. Nach 8 Tagen Kuppe entfärbt, die übrige Säule rot	Nach 20 Stdn. ganze Säule weinrot. Nach 8 Tagen obere Schicht rot, sonst fast entfärbt	Nach 20 Stdn. obere Schicht rot, sonst entfärbt. Nach 8 Tagen oberes Drittel rot, sonst entfärbt	Nach 20 Stdn. ganze Säule ziegelrot. Nach 8 Tagen obere Schicht rot, sonst entfärbt

Nährboden		Typhus	Paratyphus A	Paratyphus B	Coli
Maltose	Gas	—	+	++	++
	Farbe	Nach 20 Stn. obere Schicht rot, sonst entfärbt. Nach 8 Tagen kein Unterschied	Nach 20 Stdn. ganze Säule weinrot. Nach 8 Tagen oberes Drittel rot, sonst heller rot	Nach 20 Stdn. obere Schicht rot, sonst entfärbt. Nach 8 Tagen kein Unterschied	Nach 20 Stdn. obere Schicht rot, sonst fast entfärbt. Nach 8 Tagen obere Schicht rot, sonst entfärbt
Mannit	Gas	—	++	++	++
	Farbe	Nach 20 Stdn. obere Schicht rot, sonst fast entfärbt. Nach 8 Tagen kein Unterschied	Nach 20 Stdn. ganze Säule weinrot. Nach 8 Tagen obere Schicht rot, sonst gelbrot	Nach 20 Stdn. obere Schicht rot, sonst entfärbt. Nach 8 Tagen kein Unterschied	Nach 20 Stdn. ganze Säule ziegelrot. Nach 8 Tagen obere Schicht rot, sonst entfärbt
Dulcit	Gas	—	— nach 20, + nach 48 Std.	++	++
	Farbe	Nach 20 Stdn. obere Schicht blau, sonst entfärbt. Nach 8 Tagen blaue Schicht mächtiger, sonst kein Unterschied	Nach 20 Stdn. unverändert. Nach 48 Stdn. obere Schicht blau, sonst ganze Säule weinrot. Nach 8 Tagen obere Hälfte rot, sonst gelbrot	Nach 20 Stdn. obere Schicht rotviolett, sonst entfärbt. Nach 8 Tagen obere Schicht blau, sonst entfärbt	Nach 20 Stdn. obere Schicht blau, sonst weinrot. Nach 8 Tagen obere Schicht blau, sonst entfärbt
Lakton	Gas	—	—	—	++
	Farbe	Nach 20 Stdn. obere Schicht blau, sonst entfärbt. Nach 8 Tagen kein Unterschied	Nach 20 Stdn. und 8 Tagen unverändert	Wie Typhus	Nach 20 Stdn. ganze Säule ziegelrot. Nach 8 Tagen obere Schicht rot, sonst entfärbt
Rohrzucker	Gas	—	—	—	—
	Farbe	Nach 20 Stdn. obere Schicht blau, sonst entfärbt. Nach 8 Tagen kein Unterschied	Nach 20 Stdn. unverändert. Nach 8 Tagen unverändert	Wie Typhus	Wie Paratyphus A

Nährboden		Typhus	Paratyphus A	Paratyphus B	Coli
Inulin	Gas	—	—	—	—
	Farbe	Nach 20 Stdn. obere Schicht blau, sonst beginnende Entfärbung. Nach 8 Tagen kein Unterschied	Nach 20 Stdn. und 8 Tagen unverändert	Wie Typhus	Wie Paratyphus A

Glaser prüfte, da es etwas für sich hat, auf Grund biologischer Eigenschaften eine Differentialdiagnose aufzubauen, die von Löffler auf dem 14. internat. Kongreß für Hygiene zur Differentialdiagnose angegebenen Lösungen und gibt folgende Tabelle:

	Typhus	Paratyphus A	Paratyphus B	Coli
Paratyphuslösg. Safranin 1 ccm. Reinblau 3 ccm	Dunkelviolett. Nach 36 Stdn. himbeerrot	Dunkelviolett. Nach 36 Stdn. violettblau	Himbeerrot	Himbeerrot
Paratyphuslösg. Safranin. Malachitgrün. Reinblau	Unverändert	Unverändert	Hellrot	Gärung trüb. Flüssigkeit klar
Typhuslösung. Safranin. Reinblau	Flüssigkeit rot. Ger. blau	Flüssigkeit rosa. Ger. blau	Gärung. Flüssigkeit rot. Ger. blau	Gärung. Flüssigkeit rot. Ger. rotgelb
Typhuslösung. Malachitgrün	Flüssigkeit wie Milch in toto geronnen, darüber grüne Flüssigkeit	Gärung. Grüne Flocken	Gärung. Flüssigkeit grün. Ger. grün	Gärung. Flüssigkeit grün. Ger. grün
Typhuslösung. Safranin. Malachitgrün. Reinblau	Flüssigkeit violett. Ger. blau.	Schwache Gärung. Getrübt	Gärung. Flüssigkeit rot Ger. blau	Gärung. Flüssigkeit rot. Ger. blau
Paratyphuslösung. Malachitgrün	Unverändert	Unverändert	Reduktion	Gärung. Flüssigkeit grün. Ger. grün
Paratyphuslösg. Safranin. Malachitgrün	Etwas dunkler violett als das Kontrollröhrchen	Wie Typhus	Hellrot	Gärung. Flüssigkeit rot. Ger. gelbrot

Tabelle von Klimencko:

	4% Agar mit 1% Mannit + Lackmustinktur	Omelianskis Nährboden: Zersetzung des ameisensauren Natrons	½% neutrales Peptonwasser + 2% Maltose + Lackmustinktur
Typhus	Rote Kolonien	Keine Zersetzung	Erzeugt Säure
Paratyphus A.	desgl.	Zersetzung des ameisensauren Natrons	desgl.
Paratyphus B.	desgl.	(wie Paratyphus A.)	desgl.

Seiffert (136) berichtet über die Einwirkung verschiedener Zuckerarten auf eine Anzahl von Par. A- und Par. B-Stämmen. Diese Untersuchungen wurden derart angestellt, daß zu Peptonwasser, welches nach den üblichen Vorschriften (10·0 g Na.Cl; 10·0 Pepton. sicc. Witte auf 1 Liter Leitungswasser, Erwärmung bis zur Lösung des Peptons, eine Stunde im Dampftopf kochen, filtrieren) hergestellt war, die verschiedenen Zuckerarten in solcher Menge hinzugefügt wurden, daß eine ½prozentige Lösung entstand.

Es wurden an Zuckerarten verwandt:

von Pentosen ($C_5H_{10}O_5$)	Arabinose rechts drehend
	Xylose „ „
von Hexosen ($C_6H_{12}O_6$)	Dextrose „ „
	Lävulose links „
	Galaktose rechts „
	Mannose „ „
von Disacchariden ($C_{12}H_{24}O_{12}$)	Rohrzucker „ „
	Milchzucker „ „
	Maltose „ „
von Trisacchariden ($C_{18}H_{36}O_{16}$)	Raffinose „ „
von Polysacchariden ($C_6H_{12}O_6$)	Dextrin „ „
	Inulin links „
	Glykogen rechts „

Geprüft wurde auf Wachstum Schwefelwasserstoffbildung (durch Hineinbringen eines mit einem Bleisalz getränkten Streifens Filtrierpapier in das Reagenzglas. Leichte Schwärzung des Papiers nach 24 Stunden genügte als positiver Beweis für die Bildung von Schwefelwasserstoff). Weiterhin wurde die Kohlensäureentwicklung bestimmt und zwar annähernd quantitativ. Zu diesem Zwecke wurden nach dem Vorgange von Durham kleinere Reagenzgläser, die mit dem Peptonwasser gefüllt waren, umgekehrt in größere halbgefüllte Reagenzgläser schnell so hineingebracht, daß in der Kuppe der kleineren Reagenzgläser keine Luftblase vorhanden war. Danach wurden die Gläser mit einer Öse 24stündiger Bouillonkultur beimpft. Nach 24stündigem Wachstum im Brutschrank wurde die entwickelte Gasmenge, die sich in dem kleineren Reagenzglas angesammelt hatte, dadurch gemessen, daß man die Höhe der Gassäule ungefähr mit dem Zentimetermaß bestimmte.

a = Wachstum. *b* = Schwefelwasserstoffbildung. *c* = Säurebildung. + = vorhanden. 0 = nicht vorhanden.

Arabische Zahlen = Höhe der Gassäule im Vergärungsröhrchen, in cm gemessen. Einwirkung 3 verschiedener Par. A-Stämme auf verschiedene Zuckerarten.

Namen:	Berlin	Hannover	Wien
Galaktose	*a* + *b* + 2·2 *c* +	*a* + *b* + 2·0 *c* +	*a* + *b* + 1·8 *c* +
Maltose	*a* + *b* + 2·0 *c* +	*a* + *b* + 1·8 *c* +	*a* + *b* + 2·0 *c* +
Rohrzucker	*a* + *b* + 0 *c* 0	*a* + *b* + 0 *c* 0	*a* + *b* + 0 *c* 0
Milchzucker	*a* + *b* 0 0 *c* 0	*a* + *b* 0 0 *c* 0	*a* + *b* 0 0 *c* 0

Pentosen und Hexosen zeigen alle Vergärungen und mehr oder minder ausgesprochene Gasbildung. Von Disacchariden wurde von normalen Par. A- und B-Stämmen nur Maltose vergoren. Bei Tri- und Polysacchariden tritt keine Vergärung mehr auf, wie dies den Hauptzügen der Hefevergärung entspricht. Aus der Größe der Gasbildung lassen sich keine bestimmten Gesetze ableiten. Säurebildung trat immer parallel der Vergärung auf. Par. A und B, auch die übrigen paratyphusähnlichen Bazillen zeigten unter sich keine deutlichen Unterschiede bei diesen Versuchen. Die quantitativen Schwankungen sind nicht regelmäßig und gaben daher keine Anhaltspunkte für Einteilungsschemata dieser Gruppe.

Reduktion der Paratyphusbazillen Farbstoffen gegenüber.

Buchholz (20) stellte Versuche an, ob die von Oldekop empfohlene halbflüssige Konsistenz des Nähragars sich auch bei Prüfung anderer

Farbstoffe bewähren würde. In der Tat hat sich bei umfangreichen Versuchen des Verfassers herausgestellt, daß der 0·3 bis 0·5prozentige Nähragar ganz allgemein vorzüglich geeignet ist, die Reduktion von Farbstoffen durch Bakterien zur Erscheinung zu bringen. Auch üben hierbei selbst starke Zusatzmengen von Farbstofflösungen nicht die schädigende Wirkung auf das Wachstum der Bakterien aus, die man z. B. beim Zusatz von Nährbouillon oder zum gewöhnlichen Nähragar sofort bemerken kann. Man vermag auf diese Weise noch die Reduktion eines ganz beträchtlichen Zusatzes z. B. von Methylenblau oder indigschwefelsaurem Natrium in kurzer Zeit herbeizuführen, wobei stets ein schmaler Ring der Agarsäule im Röhrchen unmittelbar an der Oberfläche infolge des Kontaktes mit dem Sauerstoff der Luft gefärbt bleibt. Hält man jedoch das mit Stichkultur geimpfte Röhrchen unter Sauerstoffabschluß, so vollzieht sich die Reduktion des Farbstoffes in ganzer Ausdehnung des Agars.

Unter den durch die reduzierende Tätigkeit von Bakterien veränderlichen Farbstoffen fanden sich die aus den Orseilleflechten gewonnenen Farbstoffe, das Orcein und der Lackmus, besonders geeignet zur Unterscheidung der Typhus-, Paratyphus-, Colibazillen untereinander, da sie einer durchaus ungleichmäßigen Einwirkung seitens der einzelnen Bakterien gruppe unterliegen, die sich wieder scharf trennt von deren Verhalten dem Malachitgrün gegenüber.

Orcein.

Macht man einen Nähragar nach Oldekops Vorschrift, jedoch mit 0·5 Proz. Agargehalt, 5 Proz. einer mit 50prozentigem Alkohol hergestellten, gesättigten Orceinlösung, so bemerkt man nach Anlegen der entsprechenden Stichkulturen, daß die mit Typhus-, Parat. B, Mäusetyphus, Ent. G. geimpften Röhrchen nach 10 bis 20 Stunden bis auf einen schmalen Ring an der Oberfläche völlig entfärbt sind und ein helles klares Ockergelb zeigen, während die mit dem Parat. A und Coli geimpften Röhrchen ganz unverändert sind. Erst nach mehreren Tagen zeigt sich bei ihnen eine leichte Aufhellung der Färbung.

Lackmus.

Ähnlich sind die Resultate, wenn man dem 0·5prozentigen Agar 15 Proz. einer Lackmuslösung, die 1 Proz. Lackmus enthält, hinzufügt. Die Entfärbung tritt in diesem Falle bei den Typhus-, Par. B-, Mäusetyphus-, Ent. G.-Bazillen noch früher ein als bei den Orceinröhrchen. Schon nach 10 Stunden ist sie beim Par. B völlig, beim Typhus größtenteils eingetreten. Öfter sieht man bei nicht ganz vollendeter Entfärbung eine wolkige, flockige Verteilung von Farbstoffresten in der bereits entfärbten übrigen Substanz.

Die mit dem Par. A und dem B. coli geimpften Röhrchen zeigen auch hier wieder trotz deutlichen Wachstums der Stichkultur zunächst ein unverändertes Aussehen. Innerhalb 36 bis 48 Stunden tritt die Entfärbung beim Bact.coli ein, während beim Par. A erst nach 3 bis 4 Tagen eine leichte Aufhellung des Farbentones beginnt.

Ähnlich verfuhren Schroeter und Gutjahr bei ihren Versuchen. Sie stellten, um das Reduktionsvermögen der Stämme Farbstoffen gegenüber kennen zu lernen, analog dem Neutralrotagar von Rothberger Nährboden her, nur daß jedesmal statt der Neutralrotlösung eine solche von Methylenblau, Fuchsin, Vesuvin, Chrysoidin oder Safranin hinzugefügt wurde und zwar immer zu 100 Teilen Agar 1 Teil einer kalt gesättigten, wässerigen Lösung der Farbe.

	Tage	Typhus	Paratyphus A	Paratyphus B	Coli
Methylenblauagar	1	Oberer blauer Ring, 3—6 mm breit	Gas, oberer blauer Ring, 3—6 mm breit	Gas, oberer blauer Ring, 3 mm breit	Gas, oberer blauer Ring, 2—3 mm breit
	2	7—9 mm	7—10 mm	5 mm	5 mm
	3	10	10—15 „	5 „	7 „
	4	12	17—18 „	5—6 „	10 „
	7	11	23—26 „	5—6 „	15—20 „
	17	12—13	32—35 „	8—10 „	Ganz blau
Vesuvinagar	1	Unverändert	Gas, sonst unverändert	Gas, sonst unverändert.	Gas, sonst unverändert.
	2	Desgl.	Desgl.	Gas, Entfärbung	Gas, geringe Entfärbung
	3	Dunkler	Dunkler	Desgl.	Desgl.
	4	Desgl.	Desgl.	Desgl.	Desgl.
	7	Desgl.	Gas unten etwas entfärbt	Desgl.	Desgl.
	17	Desgl.	Desgl.	Oben wieder etwas mehr blau	Oben wieder mehr blau
Safraninagar	1	Unverändert	Gas, sonst unverändert	Gas, sonst unverändert.	Gas, sonst unverändert.
	2	Desgl.	Gas, Entfärbung, Fluoreszenz	Gas, stark entfärbt, Fluoreszenz	Gas, stark entfärbt, Fluoreszenz
	3	Desgl.	Desgl., stärker	Desgl.	Desgl.
	4	Desgl.	Desgl.	Desgl.	Desgl.
	5	Desgl.	Gas, oben röter	Desgl.	Desgl.
	6	Desgl.	Oben rot, unten entfärbt	Oben röter	Oben röter

Ähnlich wie die Unterschiede zwischen gasbildenden und nicht gasbildenden Bakterien im Neutralrotagar zutage treten, waren sie auch im

Vesuvin-, Chrysoidin- und Safraninagar zu verzeichnen, während die Merkmale im Fuchsinagar sehr wenig deutlich hervortraten.

Im Chrysoidinagar bildete Par. A merkwürdigerweise kein Gas, sondern machte nur vom 7. Tage ab geringe Entfärbung.

Kein farbiger Nährboden brachte kulturelle Merkmale oder Farbenveränderungen in besserer Weise zum Ausdruck wie der Neutralrotagar.

Frégonneau (40) gebrauchte folgenden Nährboden: 8 bis 10 ccm Nährbouillon, die mit 1 ccm Methylorangelösung 1 : 1000 beschickt wurde. Nach 15 Min. langer Sterilisierung bei 110 °C im Autoklaven erkalten lassen und mit Typhus, Parat. A und B und Coli beimpft. Nach 12stündigem Wachstum zeigte sich, daß B. coli keinerlei Wirkung auf den Farbstoff ausgeübt hatte, ebenso zeigten die Kontrollröhrchen keinerlei Veränderung, dagegen waren die Typhuskulturen hellgelb, und die Kulturen von Par. B waren farblos geworden. Par. B griff den Farbstoff nicht an. Was das Wachstum der Stämme in der mit Methylorange beschickten Nährbouillon anbetrifft, so war dasselbe durchweg ein sehr gutes, mit Ausnahme von Par. A, welcher sich wohl entwickelte, jedoch schwächer als die anderen Typhaceen. Was das sonstige Wachstum der Kulturen anbetrifft, so waren die mit Typhus und Par. A geimpften auch bei längerem Bebrüten stets klar durchsichtig, jedoch mit starkem Sedimente, während die mit Par. B beimpften trübe wurden, dadurch, daß die Bakterien zum Teil in der Flüssigkeit fein suspendiert blieben, während ein anderer Teil als Sediment am Boden des Reagenzglases lag.

Um die Differenzierung noch deutlicher zu machen, fügte Verf. jeder Methylorangebouillon einen Tropfen Methylenblau medicale zu. Resultat: Par. A: fast dunkelgraue Farbe, d. h. Farbstoff nicht angegriffen, Wachstum gut. Par. B entfärbt, nur am Flüssigkeitsmeniskus eine grüne Zone, die sich durch Schütteln mit der Flüssigkeit vermischt, jedoch bald wieder erscheint.

Im Anschluß an Frégonneau berichtet Ravenna (114) von ähnlichen Versuchen. Verf. stellte fest, daß häufig, aber nicht beständig, der Par. B in der Bouillon mit Brillanteresylblau (unter Beibehaltung der bei Neutralrot verwendeten Technik) eine rötliche Färbung hervorruft, wodurch die Kulturen dieses Keimes sich sehr leicht von dem Typhus-, Par. A- und Colibacillus unterscheiden lassen.

Andere Farben — Pyronin, Safranin, Säurefuchsin, basisches Fuchsin, Eosin, Bismarckbraun, Methylgrün, Malachitgrün, Viktoriablau, Nilblau, Sudan III — erfahren keine zu Differentialdiagnosen verwertbare Veränderungen.

Hoffmann (58) wandte Stichkulturen von Peptonagar mit Zusatz von 1 Proz. Traubenzucker, 1 Proz. Sanatogen und 0·1 Mischfarbe (Neutralrot + Brillantgrün im Verhältnis 4 : 6) an. B. parat. A rief dann zunächst eine Umwandlung der grünen Farbe in Blau hervor, neben gleichzeitig eintretender Trübung. Es wurde ferner der Agar in einzelne Stücke gesprengt und die blaue Farbe ging bis auf einen schmalen Saum am oberen Ende in ein intensives Rot innerhalb 3 Tagen über.

Par. A rief in Peptonbouillon mit Zusatz von 1 Proz. Traubenzucker, 1 Proz. Sanatogen und 0·1 Proz. Mischfarbe eine Farbenreaktion hervor. Dieselbe bestand in dem gleichzeitigen Auftreten der Farben gelb, rot, blau, die zu je $^1/_3$ über die Kultur verteilt waren. Diese Farbenreaktion wurde etwa nach 3 Tagen beobachtet, und es gingen ihr eine Gerinnung der Bouillon und eine Umwandlung der grünen Farbe in Blau voraus.

In Magermilch mit Zusatz von 1 Proz. Traubenzucker und 0·1 Proz. Mischfarbe verursacht B. par. A Gerinnung und Umwandlung der blauen Farbe in Rot innerhalb 60 Stunden.

Dieselben Veränderungen zeigten bei diesen Nährböden B. coli und B. suipestifer.

Die Versuche wurden sämtlich mit ein- und demselben Stamm ausgeführt; ob ein gesetzmäßiges Verhalten für alle Stämme vorliegt, entscheidet Verf. nicht.

Wirkung der Typhus-Colibakterien auf Galle und gallensaure Salze.

Die Wirkungen von Coli-, Typhus-, Par. A- und B-Bazillen und anderen Bakterien auf Gallensalze untersuchte Segale (134). Die Untersuchungen fanden statt in Bouillon, die mit gallensauren Salzen aus Rinder- und Menschengalle bzw. mit Taurochol- und glykocholsaurem Natron versetzt war, ferner in Rinder- und Menschengalle.

Es ergab sich, daß alle Bakterien imstande waren, durch ihr Wachstum sowohl glykochol- bzw. taurocholsaures Natron, als auch das in der Galle enthaltene Gemenge der gallensauren Salze zu zersetzen. Einzelne Stämme, wie die von der Typhusgruppe, zersetzen die Galle besonders stark und sind durch diese Eigenschaften besonders geeignet, bei ihrem Wachstum in der Galle den Anstoß zur Gallensteinbildung zu geben. Auch in steril lange Zeit aufbewahrter Galle kommt es zur Zersetzung von gallensauren Salzen.

Durch die Zersetzung der gallensauren Salze kommt es in der Galle zum Ausfällen des Cholestearins; die in der Galle enthaltenen Seifen und Fette spielen bei diesen Ausfällen keine Rolle. Die bisher als Fettsäuren in der Galle bestimmten Körper enthalten nur zu einem Teil wirkliche Fettsäure; der Gehalt der Galle an Fettsäuren ist in Wirklichkeit annäherungsweise nur $^1/_{10}$ der bisher angenommenen Menge.

Diesen Tastachen messen die Verff. eine ausschlaggebende Rolle für die Genese der Gallensteine bei; auch sie zeigen, daß Cholestearin bei Bakterieninfektion der Gallenblase ausfallen muß, und so der Anstoß zur Bildung von Cholestearinsteinen gegeben wird.

Nitritbildung.

Gute Nitritbildner sind die Choleravibrionen. Sie haben die schon lange bekannte Eigenschaft, bei ihrem Wachstum Sauerstoff zu verbrauchen, also reduzierend zu wirken. Finden sich z. B. irgendwo Nitrate in reichlichen Mengen, wie sie gewöhnlich im Darmkanal unter den aufgenommenen Nahrungsbestandteilen vorhanden sind, so reduzieren sie nach Emmerich diese Nitrate zu Nitriten. Dabei wird nun die salpetrige Säure aus ihren Verbindungen frei, indem sie durch die gleichzeitig gebildete Milchsäure verdrängt wird. Sie übt jetzt, sobald sie in größeren Mengen frei wird, ihre toxische Wirkung aus, es kommt das bekannte Bild der Nitritvergiftung zustande. Pelz (106) untersuchte, ob diese Bildung von Nitriten auch bei anderen Bakterien, z. B. den Erregern anderer Darmkrankheiten, vorkommt. Er kommt zu dem Resultat, daß Par. B ein guter Nitritbildner, Typhus und Parat. A weniger gute Nitritbildner sind. Er gibt folgende Tabelle:

	Gebildete Mengen Nitrit in Milligrammen nach:						
	24	48	72	96	120	144	168 Stdn.
Typhus	7·0	8·8		5·0	5·0		
Paratyphus A	5·0		16·5	17·0	11·0	7·0	
Paratyphus B	20·0		37·5	43·0	35·5	31·2	31·2
Coli	11·2		16·5	18·2	13·0	15·5	15·5

Kreatininbildung.

Nach Gérman bildet von der Typhus-Coligruppe nur das Bacterium coli Kreatinin; nach Antonoff gaben der Typhusbacillus, der B. Par A und B auf Zuckerpeptonwasser eine schwach positive Reaktion auf Kreatinin, und zwar der Typhusbacillus früher als die beiden Paratyphen. Auf kalkhaltigem Peptonwasser war die Reaktion auf Kreatinin ebenso negativ wie bei gewöhnlichem Peptonwasser.

Hämolysinbildung.

Hämolysin bildet der Par. A nach Brion und Kayser selbst für das empfindliche Hundeblut nicht (Coli sehr.).

Proteinochromreaktion.

Die Proteinochromreaktion war nach verschiedenen Autoren bei Typhus, Par. A und B stets nach 2 Tagen positiv, bei Coli negativ.

Tellurreaktion.

In einem ausführlichen Artikel beschreibt Davis (32) die verschiedene Wirkung von Tellurerde auf Typhus-, Par. A und Par. B. und Colibazillen. Er glaubt die Tellurreaktion als differentialdiagnostisches Hilfsmittel betrachten zu dürfen, um die genannten 4 Bakterienarten voneinander zu trennen.

Toxinbildung.

Die Angaben über die Toxinbildung der Par. A-Bazillen sind nicht übereinstimmend.

Yamanoucki (156) berichtet: Das Filtrat von 8 Tage alten Typhusbouillonkulturen tötet in der Menge von $^1/_2$ bis 1 ccm 1 kg Kaninchen durch intravenöse oder intraperitoneale Injektion. Durch das Besredkasche antiendotische Serum kann das Toxin neutralisiert werden, sofern es mit dem Toxin gemischt den Tieren eingespritzt wird, während ein Serum von R. Kraus in Wien das Toxin nicht zu neutralisieren vermochte. Mit Par. A und B-Kulturen wurde ein viel schwächeres Toxin erreicht.

Kempff (75). Der Par. A-Bac. produziert keine löslichen Giftstoffe, doch erlangt das Serum der mit dem Chamberlandfiltrat geimpften Tiere die Fähigkeit, das Bacterium zu agglutinieren.

Die abgetöteten Kulturen enthalten Gifte, welche in nicht tödlichen Mengen Krankheit und Abmagerung hervorbringen. Die tödliche Dosis entspricht etwa der Blutmenge, also ungefähr dem 13. Teile des Körpergewichtes.

Die Gifte sind bei einer Temperatur von 100° C noch beständig.

A. Brion und Kayser (17). Mit bacterium- (Par. A) freiem Chamberlandfiltrat 3tägiger Par. A-Kulturen (selbst 2 ccm subkutan) konnten wir eine Maus nicht einmal krank machen, dagegen sie mit Kulturen töten, die durch $1^1/_2$ stündiges Erhitzen auf 56° C steril gemacht waren. Demnach enthalten die Bakterienkörper Gifte, welche in der Nährbouillon nicht löslich sind. Diese Gifte sind ziemlich hitzebeständig.

Nach Kurtz dagegen wird die Giftigkeit der Kulturen durch Erhitzen auf 60 bis 100° C zerstört.

Stellung des Par. A in der Paratyphusgruppe.

Wir erwähnten schon, daß nach der Ansicht der meisten Autoren der Paratyphus A eine Mittelstellung zwischen dem Typhus und Paratyphus B einnimmt. Paratyphus B ist nach Trautmann mit größter Wahrscheinlichkeit nur eine Varietät einer (ideellen) Grundform der Fleischvergiftungserreger. Daß aber im Typ A auch nur eine, wenn auch entferntere, Spielart für die anderen Zwischenstufen angenommene Grundform vorliegt, ist sehr wahrscheinlich. Die selbständige Stellung des Par. A im System betonen aber sämtliche Autoren.

Agglutination.

Dringen in den menschlichen oder tierischen Körper Bakterien ein, so wirken diese als Antigene, d. h. sie veranlassen den Körper, gegen die eingedrungenen Stoffe Antikörper zu bilden. Daß noch andere Substanzen als Bakterien Antikörperbildung veranlassen können, vor allem Eiweiß enthaltende Stoffe, sei nur nebenbei erwähnt.

Zu den Antikörpern gehören vor allem die Agglutinine, die in der Diagnose der Typhus- und Paratyphuserkrankungen eine so große Rolle spielen. Sind z. B. im menschlichen Blutserum Typhusagglutinine vorhanden, so werden in das Serum gebrachte Typhusbazillen agglutiniert, d. h. zusammengeballt. Man kann so durch den Nachweis der Typhusagglutinine die Diagnose Typhus stellen, da ja die Bildung der Typhusagglutinine durch Typhusbazillen veranlaßt wurde. Umgekehrt kann man durch ein künstlich gewonnenes Immunserum, welches man dadurch erhält, daß man Tiere mit Typhusbazillen — lebend oder abgetötet, das ist einerlei — impft, fragliche Kulturen, die, mit den Agglutininen zusammengebracht, das Phänomen der Agglutination ergeben, als Typhusbazillen identifizieren.

Die Agglutinine sind spezifisch, d.h. sie vermögen nur die Antigene zu agglutinieren, die ihre Bildung veranlaßten. Es zeigt sich aber, daß agglutinierende Sera von kranken Menschen oder künstlich von Tieren gewonnen nicht nur die eigenen, sondern auch artfremde, jedoch verwandte Bazillen beeinflussen. Man nennt diese Agglutination Gruppen-, Familien- oder Nebenagglutination im Gegensatz zu der Hauptagglutination mit dem spezifischen Erreger, der die Bildung der Agglutinine veranlaßte. Auf Grund großer Versuchsreihen stellte nun Zupnick (157) die Behauptung auf, daß die Immunitätsreaktionen nicht art-, sondern gattungsspezifische seien. Von der Berliner Schule wurde er widerlegt. Die quantitative Agglutinationsprobe wurde das Mittel, unter gattungsverwandten Arten den spezifischen Agglutinationsbildner zu finden. Artfremde Bakterien erreichen nämlich in einem spezifischen Immunserum nie die Agglutinationshöhe, die dem arteigenen Bacillus zukommt. Je hochwertiger ein Immunserum ist, d. h. je mehr spezifische Agglutinine es enthält, desto eindeutiger werden die Agglutinationsresultate, indem die Titerhöhe artfremder Bakterien weit hinter dem Agglutinationsmaximum des spezifischen Agglutinationsbildners zurückbleibt. Ich fand in der Literatur den Vorzug des hochwertigen gegenüber dem niedrigwertigeren Immunserum sogar so beschrieben, daß bei hochwertigem Serum nicht nur die relative, sondern sogar die absolute Gruppenagglutinationshöhe gattungsverwandter Arten niedriger sei als bei dem geringwertigeren Immunserum, daß z. B. ein Typhusimmunserum mit dem Titer 1:10000 von Paratyphus B-Bazillen bis zu einer Verdünnung von 1:100 beeinflußt wurde, während ein Typhusimmunserum mit dem Titer 1:3000 von Paratyphus B-Bazillen bis zu einer Verdünnung von 1:300 mitbeeinflußt wurde. Für die Praxis ergibt sich daraus die Folgerung, zu Identifizierung fraglicher Kulturen nur hochwertige Sera zu benutzen.

In der Wirkung künstlicher Immunsera spielt nun nicht nur die dem Tier zur Gewinnung des Immunserums eingespritzte Menge der Bakterien und die Zeit der Entnahme des Serums eine Rolle, sondern auch die Tierart und die Individualität des Tieres. Die Gewinnung hochwertiger Sera erfordert Studium und Erfahrung. Doch läßt die Benutzung hochwertiger Sera, verbunden mit Kulturversuchen, in der Identifizierung fraglicher Bakterien wohl äußerst selten im Stich.

Schwieriger ist die Erkennung artspezifischer Agglutinine im Serum des typhuskranken Menschen. Die Individualität des einzelnen ist uns immer ein unbekannter Faktor. Wir wissen nie, ob der Kranke nicht früher Erkrankungen anderer Ätiologie durchgemacht hat, die die Widalreaktion bei der bestehenden Erkrankung beeinflussen können. Es ist nicht bekannt, ob typhöse Erkrankungen, die nicht manifest geworden sind, auf die agglutininbildenden Zellen prädisponierende Wirkungen zurücklassen können. Wir kennen die Stätten der Agglutininbildung im Körper auch nicht. Ob noch andere individuelle Momente, abgesehen von früheren typhösen Erkrankungen, auf die Agglutininbildung im Körper Einfluß haben, wissen wir auch noch nicht. So agglutinierte in einigen von Cathoire untersuchten Fällen von febrilem Ikterus das Serum in starken Verdünnungen den Paratyphus A-Bacillus.

Jedenfalls begegnen dem Praktiker in der Serodiagnostik typhöser Erkrankungen oft sehr widersprechende Resultate. So fand z. B. Konrich bei einer Paratyphus B-Epidemie im Anfang eine so starke Beeinflussung des Paratyphus A-Bacillus durch Patientensera, daß zunächst an die Ätiologie dieser Erreger gedacht wurde. Altschüler berichtet von einem echten Typhusfall, bei dem positiver Widal gegen Paratyphus A bestand, ferner berichtet Prczmpohl, daß er aus dem Blut eines Typhuskranken echte Typhusbazillen züchten konnte, das Serum aber anfangs Paratyphus-Bazillen agglutinierte. Inwieweit Impfungen gegen typhöse Erkrankungen auf die Agglutininbildung wirken, können wir auch noch nicht angeben, da Impfungen größeren Stiles erst durch den jetzigen Krieg bei uns veranlaßt sind.

In der Serodiagnostik typhöser Erkrankungen sah man bisher eine Agglutination — die Ansichten gehen auseinander — in einer Verdünnung von 1 : 100 als beweisend an. In schwächeren Verdünnungen wirkt oft schon das Blutserum gesunder Menschen agglutinierend. Wirkt das Serum in stärkeren Verdünnungen als 1 : 100 auf mehr als eine Bakterienart agglutinierend ein, so hält man im allgemeinen das in der stärksten Verdünnung beeinflußte für das agglutininbildende Bacterium. Aber auch das trifft nicht immer zu. Ist die Agglutinationshöhe eines Serums für 2 Bakterienarten annähernd gleich, so gestattet die Absorptionsmethode von Castellani eine Entscheidung, ob es sich um Mischinfektion handelt, oder ob nur Gruppenagglutination vorliegt. Zeigt z. B. das Serum eines Typhuskranken, dessen Infektion nur durch den Eberth-Gaffkyschen Bacillus hervorgerufen ist, hohe Agglutinationswerte für Typhus- und Paratyphus B-Bazillen, so muß, wenn man die Rezeptoren der Typhusagglutinine durch Typhusbazillen absättigt, auch die Agglutination für Paratyphus B-Bazillen erlöschen. In Fällen von Mischinfektionen würde es nicht gelingen, die Typhusagglutinine durch Paratyphusbazillen und die Paratyphusagglutinine durch Typhusbazillen abzusättigen.

Da die Individualität des menschlichen oder tierischen Körpers eine unbekannte Größe in der Agglutininbildung bleibt, werden wir widersprechende Resultate in der Agglutination nicht leicht restlos erklären können. Wir kennen ja nur das Phänomen der Agglutination. Die Stoffe, durch die es zustande kommt, sind uns noch ziemlich unbekannt. Bekannt sind uns die Bakterien. Auch bei ihnen bestehen individuelle Unterschiede in der Rezeptorengruppe und der durch sie erzeugten Bildung von Agglutininen. Daher empfiehlt es sich, für die Diagnose polyvalente Imumnsera zu verwenden, die durch Behandlung eines Tieres mit möglichst viel verschiedenen Stämmen derselben Art hergestellt sind.

Die Agglutination der Bakterien beruht nach R. Kraus, A. Neisser und Friedemann auf der Präzipitation eines in ihren Leibern enthaltenen Bestandteiles.

Bevor wir nun auf die Eigenheiten der einzelnen Arten der Typhus-Coligruppe eingehen, die sie, soweit bekannt, in der Bildung von Agglutininen haben, wollen wir erst die Technik der Serodiagnostik kurz beschreiben.

Uns scheint es nämlich, als ob ein Teil der Widersprüche der Literatur durch verschiedene Technik und verschiedene Beurteilung des Resultates erklärt werden kann. Anfangs wurde so gearbeitet, daß man ein verdäch

10*

tiges Serum in verschiedenen Verdünnungen mit einer Bouillonkultur bekannter Bakterien bzw. eine Bouillonkultur unbekannter Bakterien mit einem bekannten Immunserum zusammenbrachte. Jetzt handhabt man es wohl meist so, daß man von einer Schrägagarkultur mit einer Öse etwas von dem Bakterienrasen abkratzt und in das Serum verreibt.

Hier können schon verschiedene Resultate vorkommen, da die Individualität der Stämme und des benutzten Serums Einfluß auf das Ergebnis haben. Länger künstlich fortgezüchtete Stämme scheinen eine stärkere Agglutinationswirkung zu haben als frisch aus dem Körper gezüchtete. Über die Unterschiede des Serums sprachen wir schon.

Dann kommt die Zeit der Einwirkung von Bakterien und Serum aufeinander in Frage. In verschiedenen Laboratorien wird nach 4, 8 oder erst nach 18 bis 24 Stunden abgelesen. Ferner ist es ein Unterschied, ob makroskopisch oder mikroskopisch das Resultat bestimmt wird. Ich habe den Eindruck, daß man in der mikroskopischen Beurteilung der Reaktion vielfach zu weit gegangen ist. Fehler, wie z. B. Benutzung unsauberer Stämme zu der Reaktion, ziehe ich nicht in Betracht.

Das Verfahren bei der Widalprobe, wie es in unserm Institut gehandhabt wird, ist bereits beschrieben. Ich verweise auf das oben Gesagte.

Bei der Identifizierung verdächtiger Reinkulturen gebrauchen wir folgende Verdünnungen des künstlichen Immunserums: 1:1000, 1:2000, 1:5000, 1:10000 und verfahren wie in der Serodiagnostik. Je nach der Qualität des von verschiedenen Firmen zu verschiedenen Zeiten bezogenen Immunserums weichen wir hier ab, indem wir schwächere ev. auch stärkere Verdünnungen anwenden, je nach Titer des betreffenden Serums; Kochsalzkontrollen bzw. Kontrollen mit bekannter Bakterienkultur fehlen selbstverständlich nie.

Das Bild der Agglutination beschreibt Porcile so: Die Agglutination ist beweisend, wenn die Klümpchen gleich groß und gleichmäßig verteilt sind. Diese gleiche Größe und gleiche Verteilung findet sich in allen Konzentrationen, d. h. jede für sich verschieden dick. In einer Verdünnung 1:20 erscheinen wegen der Stärke der Agglutination die Granula bei den ersten Schüttelbewegungen zwar viel gröber als z. B. in der Verdünnung 1:200, schüttelt man aber weiter und stärker, so werden auch hierbei die groben Granula zu feinsten Körnchen verteilt. Lediglich die Zahl dieser Körnchen ist in stärkeren Serumkonzentrationen eine größere.

Nach diesen einleitenden Bemerkungen über Agglutination (ausführliche Behandlung der Antikörper vgl. die betreff. Kapitel in dem ausgezeichneten Handbuch von Kolle-Hetsch) komme ich zu der Erörterung der Agglutinine bzw. der Immunsera und den agglutininbildenden Eigenschaften der einzelnen Bakterienarten der Typhus-Coligruppe. Meine Aufgabe wird sich darauf beschränken, den Verlauf der Agglutination beim Paratyphus A-kranken Menschen und die Wirkung von Paratyphus A-Bazillen auf künstliches Paratyphus A-Serum zu besprechen. Dabei muß ich natürlich darauf eingehen, inwieweit bei Paratyphus A-Erkrankungen eine Mitagglutination durch andere Bakterien der Typhus-Coligruppe stattfindet, ferner welchen Einfluß das Serum bei typhösen Erkrankungen anderer Ätiologie auf Paratyphus A-Bazillen ausübt. Auch die Wirkung von Paratyphus A-Bazillen auf künstliche Immunsera anderer Erreger der Typhuscoligruppe und die Wirkung letzterer auf künstliches Paratyphus A-Serum gehört in den Kreis meiner Betrachtung. Die besonderen agglutininbildenden Eigenschaften der anderen zur Typhus-Coligruppe gehörenden Bazillen werde ich nur ganz kurz streifen können.

Da meine Arbeit nur eine Zusammenstellung der Literatur sein soll, habe ich auch hier auf größere eigene Versuche verzichtet und gebe nur eine Übersicht über die in der Literatur niedergelegten Erfahrungen und Versuche. Um die Resultate und Ansichten der einzelnen Autoren im Zusammenhang zu bringen, verzichte ich auf eine große Zusammenstellung aller bisher in der Literatur enthaltenen Ergebnisse in tabellarischer Form. Diese zu geben, würde nicht allein wegen der verschiedenen Versuchsanordnungen, sondern auch wegen der zum Teil recht verschiedenartigen Ergebnisse sehr schwierig sein.

Agglutinationsverhältnisse bei Paratyphus A-Kranken.

Die mir aus der Literatur bekannt gewordenen Paratyphus A-Fälle zeigten folgende Agglutinationswerte.

Baermann und Eckersdorf:

Fall I. Am 4. Tage Blutkultur Paratyphus A-Bazillen.

Widal am 5. Tage P. A. 1:320,
,, ,, 11. ,, P. A. 1:320,
,, ,, 21. ,, P. A. 1:40.

Fall II. Am 41. Tage in den Fäzes Paratyphus A-Bazillen.

Widal am 5. Tage P. A. negativ,
,, ,, 13. ,, P. A. 1:160,
,, ,, 25. ,, P. A. 1:320,
,, ,, 41. ,, P. A. 1:160.
später negativ.

Fall IV. Am 5. u. 17. Tage in den Fäzes Paratyphus A-Bazillen.

Widal am 5. Tage P. A 1:160,
„ „ 17. „ P. A 1:160,
„ „ 23. „ P. A 1:80,
„ „ 51. Tage P. A 1:40 ±.

Die übrigen Fälle von Baermann und Eckersdorf zeigen ähnliche Werte, mit Ausnahme von Fall 3, der als Mischinfektion vom Typhus + Paratyphus A interessant ist.

Fall III. Am 3. Tage Blutkultur Typhusbazillen.
Am 3. u. 7. Tage Widal Typhus 1:320. Paratyphus A = 0.
Rasche Entfieberung am 13. Tage. Am 17. Tage erneut Temperatur.
Am 17. Tage Widal Typhus 1:320. Paratyphus A 1:320.
Am 21. u. 27. Tag in den Fäzes Typhus + Paratyphus A-Bazillen.
Am 27. Tage Widal Typhus 1:320, Paratyphus A 1:320.
Am 57. Tage Widal Typhus 1:160, Paratyphus A 1:40.
Am 85. Tage Widal Typhus 1:160, Paratyphus A 0.

Die Fälle von Baermann und Eckersdorf sind nicht nur kulturell, sondern auch serodiagnostisch eindeutig verlaufen. Nur Agglutination des Blutserums mit Paratyphus A-Bazillen gaben auch kulturell sichergestellte Fälle von:

Gwyn: Widal Paratyphus A 1:200, Typhus 0.
Brion-Kayser: Widal Paratyphus A 1:1000, Typhus 0.
Bonhoff: Widal Paratyphus A 1:500, Typhus 0, Paratyphus B = 0.
Cushing: Widal Paratyphus A 1:800, Typhus 0.
Blumenthal: Widal Paratyphus A 1:200, Typhus 0, Parat. B. 0.
Kallmeyer: Widal Paratyphus A stark, Typhus 0, Parat. B 0.

Geringe Mitagglutination von Typhusbazillen zeigten die Paratyphus A-Fälle von Rolly:

Fall I: Widal: Typhus am 17. Tage nach 24 Stunden 1:80.
Widal: Paratyphus A am 19. Tage sofort 1:150.
Widal: Paratyphus A am 21. Tage sofort 1:300.

Fall II. Widal am 29. Krankheitstage: Paratyphus A 1:1000,
Verdünnung 1:10000 ±, Typhus = 1:10
und Paratyphus B = 1:10, mit dem eigenen Stamm 1:100.

Interessant ist auch der Fall von Kayser:

15. I. 05 erkrankt.
21. I. 05 Blutkultur Paratyphus A.

Agglutinationen. 21. I. 05. Widal Typhus 1 : 50 = 0, 1 : 100 = +, 1 : 200 = 0. Paratyphus A = 0, Paratyphus B 1 : 100 = 0.

26. I. 05. Widal Paratyphus A 1 : 100 = +, Typhus 1 : 50 = 0, 1 : 100 = +, höher = 0. Paratyphus B = 0.

Castellanis Versuch der getrennten Absättigung: mit Typhusbazillen abgesättigt = Agglutination für Paratyphus A 1 : 100 = +; mit Paratyphus A-Bazillen gesättigt = Agglutination für Typhusbazillen ist erloschen.

31. I. 05. Par. A. 1 : 50 bis 1 : 200 = +. 1 : 300 und höher = 0. Typhus 1 : 50 = 0, 1 : 100 = +. 1 : 200 und höher = 0. Paratyphus B = 0. fieberfrei.

13. II. 05. Par. A 1 : 100 +. Höher = 0.
Typhus 1 : 50 = 0. 1 : 100 = +.
Par. B = 0.

27. II. 05. Par. A 1 : 50 = +. Höher = 0. Typhus und Paratyphus B = 0. Eine Erklärung für das sonderbare Verhalten des Serums gegen Typhusbazillen (Widal 1 : 50 = 0, 1 : 100 = +) gibt K. nicht.

Im Deutschen Archiv für klin. Medizin, Bd. LXXXV veröffentlicht Kayser einen Fall von Paratyphus A + Typhus.

J. C. Zunächst ein in 12 Tagen abklingender leichter Typhus bzw. typhusähnliche Erkrankung. Fieberfreies Intervall und anscheinende Rekonvaleszenz bis zum 21. fieberfreien Tage, an diesem stellt sich unter schweren Krankheitserscheinungen hohes Fieber (40·5) ein; Roseolen, Milz, Durchfälle. Dies zweite Fieberstadium dauerte 5 Wochen an, es folgt nach nur 2 fieberfreien Tagen eine dritte Continua, die nach 4 Wochen abklingt.

Am 10. Krankheitstage Widal P. A 1 : 500, Typhus 1 : 50. Aus Stuhl allein Paratyphus A gezüchtet.

Am 36. Krankheitstage Widal: P. A 1:50, Typhus u. Paratyphus B 1 : 100.
Am 41. Krankheitstage Widal: P. A 1 : 50, Typhus u. Paratyphus B 1 : 100.
Am 60. Krankheitstage Widal: P. A 1:50, Typhus 1:1000, Paratyphus B 1:500.

Im Stuhl und Urin vom 60. bis 130. Krankheitstage wiederholt nur Typhusbazillen. Interessant ist hier die Mitagglutination des Krankenserums auch durch Paratyphus B-Bazillen.

In einem von Springer mitgeteilten Fall agglutinierte der vom Patienten gewonnene Paratyphus A-Stamm das Patientenserum 1 : 800. B. suipestifer wurde vom Patientenserum gleich hoch, B. ent. Gaertner

1:400, Typhusb. 1:100 agglutiniert. Paratyphus B zeigte im Patientenserum keine Agglutination.

Kayser gibt über die Agglutinationsverhältnisse bei Paratyphuserkrankungen folgendes Bild:

In vielen Fällen von Paratyphus fehlt die Gruber-Widalsche Reaktion auf Typhusb. Ist der Agglutinationstiter des Krankenserums für sein Paratyphusstäbchen ein sehr hoher, so kommt es infolge von Gruppen- oder Familienagglutination sowohl zur Mitbeeinflussung der Typhusbazillen als auch der Paratyphusbazillen des anderen Typus. Denn es besteht ein Parallelismus zwischen dem Agglutinationstiter eines Immunserums und der Ausdehnung der Gruppenagglutination bei Verwandten des Bacteriums, gegenüber welchen das Agglutinationsvermögen hervorgerufen wurde.

Man kann daher vermittelst der Agglutinationsprobe die Diagnose bei Paratyphus jedes Typus nur dann einigermaßen sicherstellen, wenn man sein Agglutinationsmaximum für jedes Stäbchen festgestellt hat.

Ausschließlich rasche makroskopische Agglutination eines Typus von B. parat. mindestens im Verhältnis 1:75 kann bei entsprechenden klinischen Erscheinungen das Bestehen eines Paratyphus beweisen. Ich habe nie nach Zusatz menschlichen Normalserums zu Aufschwemmung oder jungen Kulturen von Paratyphusbakterien auch im Verhältnis 1:30 die geringste Agglutinationswirkung bemerkt.

Jürgens, ferner Zupnick und Posener prüften die Agglutinationsverhältnisse bei zahlreichen Typhus-, Paratyphusfällen und anderen Krankheiten. Sie fanden häufig und zwar oft eine nicht unerhebliche Mitagglutination verwandter Bakterienarten. Der Agglutinationstiter war aber den homologen Stämmen gegenüber am höchsten.

Grattan und Wood geben an, daß die Agglutininbildung bei Paratyphus A im Patientenblut sehr charakteristisch sei: Der Serumtiter beginnt vom 8. Tage an zu steigen, erreicht das Maximum am 18. Tage und nimmt dann stufenweise wieder ab innerhalb der nächsten 3 Monate. Sie halten es für fehlerhaft, eine Differentiadiagnose zwischen Typhus und Paratyphus auf Grund des höheren Serumagglutinationstiters gegenüber einem der beiden Erreger zu stellen, da sie in Paratyphusfällen, in denen die Diagnose durch die Isolierung von Par. A-Bazillen aus dem Blut sichergestellt war, gleichwohl gegenüber Typhusbazillen einen stärkeren Ausschlag der Widalschen Probe fanden als gegenüber Par. A-Bazillen. Auch die Untersuchungen der Verfasser, mit Hilfe der Absorptionsmethode eine Differentialdiagnose zu ermöglichen, wobei sie von der Annahme ausgingen, daß in Typhusfällen durch die Typhusbazillen, bei Paratyphusinfektionen durch die Paratyphuskeime in jedem Fall sämtliche, auch die nicht spezifischen Agglutinine abgebunden werden könnten, schlugen vollkommen fehl.

Nicolle und Cathoire machen darauf aufmerksam, daß in Anbetracht des rapiden Abfalles des Agglutinationstiters in der Apyrexie eine retrospektive Diagnose des Paratyphus A nicht möglich sei.

Güttler gibt folgende Regeln für die Serodiagnostik:

Stellt sich der gefundene Titer für Typhusbakterien und die Schottmüllersche Art gleich hoch, oder übertrifft der Agglutinationstiter der Schottmüllerschen Art denjenigen der Eberthschen um ein geringes, dann liegt ... ein Abdominaltyphus vor.

Schottmüllersche Paratyphen zeichnen sich nämlich durch eine enorm starke Agglutinationskraft aus. Der Titer solcher Paratyphussera für die Schottmüllersche Art beträgt ein vielfaches Multiplum desjenigen, welchen dieses Serum für bestagglutinable Typhusstämme aufweist.

Der Brion-Kaysersche Paratyphus zeichnet sich im Gegensatz zum Schottmüllerschen

1. durch schwächere Agglutinationskraft und
2. durch geringere Ausdehnung der Spezifitätsbreite aus. Typhusbakterien werden von solchen Seris zumeist überhaupt nicht oder nur in sehr geringen Werten beeinflußt.

Zu ähnlichem Resultat kommt auch Zupnick: Eberthsche Typhussera agglutinieren in manchen seltenen Fällen außer Typhusbazillen in gleichem oder etwas höherem Grade auch Schottmüllersche oder Brion-Kaysersche Bazillen, hingegen besitzen Kaysersche oder Schottmüllersche Sera einen gleich starken Anteil für Eberthsche Bazillen nicht. Demnach kann ein Serum, das gleiche oder fast gleiche Titer für alle 3 oder 2 der hier in Rede stehenden Bakterienarten besitzt, nur ein Eberthsches Serum darstellen.

Agglutinationsverhältnisse bei Typhuskranken.

Über die Beeinflussung des Patientenserums bei Typhuskranken durch arteigene und artfremde Bakterien, die ich oben schon gestreift habe, zitiere ich Gross und Korte:

Gross: Sämtliche Typhusfälle agglutinierten Typhusbazillen, doch machen sich bei den einzelnen Stämmen sehr große Schwankungen bemerkbar. So wird der eine Stamm stark, der andere wenig oder gar nicht agglutiniert. Eine besondere Ursache ist dafür nicht aufzufinden. Der eigene Stamm wird fast stets weniger hoch agglutiniert als andere.

Die Agglutinationskurven der einzelnen Stämme verlaufen stets parallel während der Krankheitsdauer, d. h. die im Anfang höher agglutinierten

Stämme werden auch später höher agglutiniert als die übrigen und umgekehrt. Die Höhe des Agglutinationstiters für die einzelnen Stämme schwankt im allgemeinen auf der Höhe der Erkrankung und während der Rekonvaleszenz recht wenig und verläuft nicht sprungweise.

Paratyphus A- und B-Bazillen werden in den meisten Fällen mitagglutiniert, in einigen nicht oder doch nur ganz unbedeutend. Die Höhe ihres Agglutinationstiters scheint im allgemeinen abhängig von der Höhe des Titers für Typhus zu sein, doch existieren zahlreiche Ausnahmen.

Korte: Die Typhussera seiner Kranken wirkten durchaus nicht einheitlich auf die beiden Typen der Paratyphusbazillen. 8 Typhussera, deren Agglutinationsvermögen gegenüber Typhus zum Teil ein ziemlich niedriges, z. T. ein sehr hohes war, wiesen keine wesentliche Beeinflussung von Paratyphus A- und B-Bazillen auf. In einer zweiten Reihe von Fällen wurde nur Paratyphus B mitagglutiniert und z. T. erst in ziemlich konzentrierten Serumverdünnungen. Zwei Sera, darunter ein sehr hochwertiges, agglutinierten nur Paratyphus A. Die übrigen Sera übten sowohl auf Typ A als auch B einen deutlich agglutinierenden Einfluß aus. Ein strenger Parallelismus besteht nach Korte zwischen der Höhe des Agglutinationstiters für Eberthsche Bazillen und der Mitagglutination für Paratyphusbazillen nicht. Hochwertige Typhussera agglutinierten Paratyphusbazillen nicht, andere mit einem verhältnismäßig niedrigen Typhustiter zeigten eine beträchtliche Mitagglutination von Par. A und B. Auffallend war bei diesen Untersuchungen die Mitagglutination von Paratyphus A, da K. im Tierexperiment wenigstens bei Kaninchen keine „Agglutinationsverwandtschaft" zwischen Typhus und Paratyphus A gefunden hatte. Drei mit verschiedenen Typhusstämmen hergestellte Kaninchenimmunsera beeinflußten wohl einen Paratyphus B (einem Agglutinationswert von 2000 oder 10000 gegenüber Typhusbazillen entsprach ein solcher von 100 bzw. 300 gegenüber Paratyphus B), aber niemals Par. A. Umgekehrt konnte auch bei einem Paratyphus A-Serum, dessen Agglutinationsvermögen 1 : 5000 betrug, niemals eine wesentliche agglutinierende Wirkung auf Typhus- und Paratyphus B-Bazillen nachgewiesen werden.

Agglutinationsverhältnisse bei Paratyphus B-Kranken.

Paratyphus B-Patientenserum wird von allen Paratyphus B-Stämmen schnell, stark und gleichmäßig beeinflußt. Auch hier findet eine Beeinflussung durch Typhus- und Paratyphus A-Bazillen statt, die sich aber in niederen Grenzen hält. Gerade bei den Paratyphus B-Bazillen besitzen wir in der Agglutination ein zuverlässiges Differenzierungsmittel. Es gibt weder schwer agglutinable Kulturen, wie bei Typhuskulturen beobachtet ist, noch spielen Gruppenagglutinationen eine Rolle.

Kurz seien aus einer Tabelle Schottmüllers die Beeinflussung von 5 Patientenseris Paratyphus B-Kranker durch 1 Typhus- und 2 Paratyphus A-Stämme wiedergegeben.

Paratyphus B-Kranke	Agglutinationshöhe des Patientenserums gegen Paratyphus B-Bazillen	Mitagglutination durch	
		Typhus	Paratyphus A
Krenzin	1 : 1000	0	1 : 100 bzw. 0
Köcher	1 : 10 000	0	0
Thot	1 : 10 000	0	1 : 50
Seemann	1 : 10 000	0	1 : 100
Dr. K.	1 : 100	0	0

Wie wir sehen, ist der Ausfall der Widalreaktion bei allen typhösen Erkrankungen vorsichtig zu bewerten. Ausschließliche Agglutination eines Erregers oder Übersteigen der Titerhöhe eines Erregers gegenüber anderen um ein vielfaches, eventuell Castellanis Absättigungsversuch lassen uns meist mit großer Sicherheit aus der Serodiagnostik die Ätiologie der vorliegenden Erkrankung feststellen, die kulturellen Untersuchungsmethoden wird man aber nicht entbehren können.

Fickers Diagnostikum.

Es sei hier noch erwähnt, daß Ficker Typhus- und Paratyphus A- und B-Diagnostica herstellte, die den praktischen Arzt in die Lage versetzen sollen, allerorts ohne jegliche Laboratoriumsbeihilfe diese 3 häufigsten typhoiden Erkrankungen des Menschen sicher zu diagnostizieren. Minelli hatte bei Verwendung von Fickers Paratyphusdiagnostikum folgende Resultate:

1. Die Agglutinierbarkeit des Paratyphusdiagnostikum A und B war bei Zimmertemperatur nach 12 Stunden nur wenig geringer als die einer jungen lebenden Kultur von Par. A und B unter denselben Bedingungen. Mit meinem Tierserum haben sich die 2 Paratyphusdiagnostika als brauchbar erwiesen.

2. Nach einem Aufenthalt im Brutschrank von 3 Stunden ergibt ein Vergleich ziemlich dasselbe Resultat.

3. Sowohl das Paratyphusdiagnostikum A und B, als auch die lebenden Bazillen zeigen nach 3stündigem Aufenthalt im Brutschrank bei 37° C eine geringere Agglutination als nach 2stündigem Stehen in Zimmertemperatur.

4. Wird die Fickersche Probe bei etwa 10° C gehalten, so ist die agglutinierende Wirkung der Seren eine geringere als bei der gewöhnlichen Temperatur bewohnter Zimmer.

5. Das Fickersche Diagnostikum weist nach 12stündigem Stehen bei Zimmertemperatur zumeist eine stärkere Agglutination auf, als die entsprechenden lebenden Bazillen nach einem dreistündigen Aufenthalt im Brutschrank bei 37° C.

6. Die gegenseitige Gruppenbeeinflussung ist noch bei Anwendung von Verdünnung 1:100 = 0. Das ist von großem Interesse für die Praxis.

Wirkung der Bakterien der Typhusgruppe auf künstliche Immunsera.

Da die Erfahrung lehrt, daß bei hochwertigen, künstlich gewonnenen Immunsera die Gruppenagglutination verwandter Bakterien weit hinter dem Agglutinationsmaximum der homologen Bakterien zurückbleibt, verwendet man heute wohl zumeist solche Sera.

Kaninchen sind nach Bock sehr empfindlich gegen die Behandlung mit Paratyphusbazillen. Wurde die Immunisierung in der üblichen Weise mit Einspritzungen abgetöteter Kulturen begonnen, so trat eine starke Toxinwirkung ein, von der sich die Tiere nur schwer erholten. Die anfängliche Injektion von kleinsten Mengen lebender Bazillen mit allmählicher Steigerung wurde besser vertragen.

Zur Erläuterung der Gruppenagglutinationsverhältnisse der Typhus-Colibakterien in künstlichen Immunseris, soweit sie für Paratyphus A-Bazillen bzw. -Sera in Betracht kommen, stelle ich einige Tabellen aus der Literatur voran.

Springer (140):

1.	Typhusserum,	Titer	1:50000,	aggl.	Paratyphus A-Baz.	1:100.
2.	Paratyphus B-Serum,	„	„	„	„ „	1:800.
3.	Enter.-Gaertner-Serum,	„	„	„	„ „	1:400.
4.	Coliserum,	„	1:6400,	„	„ „	1:100.
5.	Paratyphus A-Serum,	„	1:50000,	„	Typhusbazillen	1:6400.
6.	„ „	„	„	„	Paratyphus B-Baz.	1:3200.
7.	„ „	„	„	„	Ent.-G.-Bazillen	1:25000.
8.	„ „	„	„	„	Colibazillen gar nicht.	

Kayser (73):

Tabelle I.

1.	Typhus-Kan.-Serum,	Titer	1:30000—50000,	aggl.	Paratyphus A-Baz.	1:100.
2.	„ „	„	„	„	„ B „	1:300.

Tabelle II.

1.	Paratyphus A-Kan.-Immunser.,	Tit.	1:30000,	aggl.	Typhusstamm I	1:300.
2.	„ „	„	„	„	„ II	1:1000.
3.	„ „	„	„	„	„ III	1:3000.

Tabelle III.

1. Paratyphus B-Kan.-Immunser., Tit. 1:10000, aggl. Typhusstamm I 1:300.
2. „ „ „ „ „ „ „ II u. III 1:1000.
3. „ „ „ „ „ „ Parat. A-Baz. 1:100.

Porcile (109):

I. Typhusimmunserum mit dem
1. Titer 1:5000 agglutinierte Paratyphus A-Bazillen 1:100.
2. „ 1:10000 „ „ „ 1:50 (1:100 ±).
3. „ 1:5000 „ „ „ 1:20 (1:50 ±).
4. „ 1:2000 „ „ „ 1:20 (1:50 ±).
5. „ 1:5000 „ „ „ 1:50.
6. „ 1:2000 „ „ „ 1:50.
7. „ 1:1000 „ „ „ 1:20 (1:50 ±).

II. Coliserum I, Titer 1:2000,
1. agglutinierte Typhusbazillen 1:20.
2. „ Paratyphus A- und B-Bazillen 1:50 (1:100 ±).

III. Enter.-Gaertner-Serum, Titer 1:2000, aggl. Parat. A-Baz. nicht.
IV. Serum Faec. alcaligenes, „ 1:2000, „ „ „ „
V. Coliserum II, „ 1:1000, „ „ „ „
VI. Paratyphus B-Serum I, „ 1:2000, „ „ „ „
VII. „ „ II, „ „ „ „ „ 1:20 (1:50 ±).
VIII. Paratyphus A-Serum, Titer 1:1000, aggl. Typhus 1:100, Parat. B nicht.

Schroeter und Gutjahr (131):

Typhusserum, Titer 1:2000, aggl. Paratyphus A-Baz. 1:50 schwach.
Paratyphus B-Serum, „ „ „ „ „ 1:100.
Ent.-Gaertner-Serum, „ 1:7000, „ „ „ 1:250.
Coliserum, „ 1:500, „ „ „ nicht.
Kruse-, Y-, Flexnerserum, Titer bei jedem 1:3000, aggl. Paratyphus A-Baz. 1:10.
Paratyphus A-Serum, Titer 1:1000, aggl. Typhusbazillen nicht, Paratyphus B- und Colibazillen 1:10, Ent.-G.- und Flexner- und Y-Bazillen 1:50.

Die Versuche von Bock (10) ergaben, daß Paratyphus A-Bazillen durch folgende Kaninchenimmunsera nicht agglutiniert wurden:

Mäusetyphusserum, Titer 1:10000.
Paratyphus B-Serum, „ 1:4000.
Schweinepestserum „ 1:10000, vom Esel gewonnen.
Fleischvergiftung, Kaensche Serum, „ 1:7000.

Paratyphus A-Serum (Titer 1:3000) agglutinierte Mäusetyphus-, Schweinepest- und Kaensche Bazillen nicht.

Trautmann (147):

Serum des Düsseld. Fleischvergiftungsstäbchens aggl. den eigenen Stamm 1:5000.
„ „ „ „ „ Paratyphus B-Baz. 1:500.
„ „ „ „ „ „ A „ 1:10.

Serum des Posener Fleischvergiftungsstäbchens	aggl.	den eigenen Stamm	1:1000.
„ „ „ „	„	Paratyphus B-Baz.	1:500.
„ „ „ „	„	„ A „	1:50.
„ von Paratyphus B	„	den eigenen Stamm	1:2500.
„ „ „ B	„	Paratyphus A-Baz.	1:50.
„ des Morseeler Stäbchens	„	den eigenen Stamm	1:2500.
„ „ „ „	„	Parat. A- u. B-Baz.	1:100.
„ „ Hamburger „	„	den eigenen Stamm	1:1000.
„ „ „ „	„	Parat. A- u. B-Baz.	1:100.
„ „ Bac. morbificans bovis (Basenau)	„	den eigenen Stamm	1:2500.
„ „ „ „ „ „	„	Paratyphus B-Baz.	1:250.
„ „ „ „ „ „	„	„ A „	1:100.
„ „ Paratyphus A	„	den eigenen Stamm	1:2500.
„ „ „ A	„	Paratyphus B-Baz.	1:100.
„ „ „ A aggl. andere Fleischvergiftungserreger			1:250.

Als letzte Tabelle sei die von E. Kirch (76) wiedergegeben.

Paratyphus B-Serum,	Titer 1:5000,	aggl.	Paratyphus A-Bazillen	1:500.
Mäusetyphusserum,	„ 1:3000,	„	„ „	1:300.
Ent.-Gaertner-Serum,	„ 1:3000,	„	„ „	1:100.
Typhusserum,	„ 1:10000,	„	„ „	1:100.
Paratyphus A-Serum,	„ 1:2000,	„	Paratyphus B-Bazillen	1:500.
„ „	„ „	„	Mäusetyphusbazillen	1:400.
„ „	„ „	„	Ent.-Gaertner-Baz.	1:300.
„ „	„ „	„	Typhusbazillen	1:500.

Wie aus diesen Tabellen ersichtlich ist, haben die künstlichen Immunsera artspezifische Wirkungen insofern, als von keinem artfremden Bacterium das Agglutinationsmaximum des arteigenen Bacteriums erreicht wird. In diesem Sinne sprechen auch die Versuche von Hoffmann (59), Porcile (109), Lipschütz[1], Ballner und v. Sagasser[2].

Die beiden Typen der Paratyphusbazillen stellen, wie Kayser sagt, ebenso wie die Typhusbazillen bezüglich der Agglutininempfindlichkeit eine Einheit dar.

Damit ist gesagt, daß ein spezifisches Immunserum, erzeugt durch einen der bekannten Typen des Paratyphus, alle Vertreter dieses Typus in gleicher Stärke zur Agglutination bringt, doch nur, falls sie ein gewisses Laboratoriumsalter hinter sich haben, denn es ist möglich, daß frisch virulente, eben aus Tier oder Mensch gezüchtete Paratyphusbakterien für die ersten Paar Kulturgenerationen künstlichen Lebens ihre spezifische Agglutinierbarkeit eingebüßt haben.

---

[1] *Centralblatt für Bakteriologie.* Orig. Bd. XXXV.

[2] *Archiv für Hygiene.* 1904. Bd. LI.

Selbstverständlich agglutinierten Sera von Paratyphuspatienten alle Paratyphusbakterien ihres Typus und zwar unter Umständen bis zu vielen Tausenden.

Bei ein und demselben Tier kann man im großen und ganzen den Satz aufstellen, daß mit dem Haupttiter für die Typhusbazillen die Gruppenagglutinationswirkung bei beiden Paratyphen wächst.

Aus seinen Versuchen zieht Kayser den Schluß, daß das Verhältnis von der Haupt- zur Partialagglutination weniger abhängt von Besonderheiten der Typhusbazillenrassen, als von der Individualität des Rezeptorenapparates im agglutininerzeugenden Organismus. Wohl sind eine Anzahl haptophorer Gruppen bezüglich ihrer agglutinogenen Spezifität bei Typhus- und Paratyphusbazillen beider Typen gleichartig, aber offenbar hat nicht jeder Organismus die gleiche Menge dazu passender Molekülkomplexe in seinen agglutininliefernden Zellen.

Porcile hebt dagegen hervor, daß die schwere bzw. langsame Agglutinierbarkeit, die man häufig bei Eberthschen Typhusstämmen beobachtet, nicht etwa auf irgendwelchen Eigenschaften des im einzelnen Fall verwendeten Immunserums, vielmehr lediglich auf der Natur der Stämme selbst beruhe. Denn durch jedes beliebige Typhusserum wurden die schwer agglutinablen Stämme stets langsamer beeinflußt als die anderen; ja auch das homologe Serum gab die gleichen Resultate.

Es sei hier nochmals auf die Ansichten Zupnicks (157) eingegangen. Er kommt am Schlusse ausgedehnter Versuchsreihen zu folgender Zusammenfassung:

1. Menschliche Blutsera von a) Eberths Typhuskranken, b) Schottmüllers Paratyphuskranken, c) Brion-Kaysers Paratyphuskranken, d) verschiedenen Fleischvergiftungskranken, 2. tierische Immunsera mittels einer dieser Arten,	agglutinieren spezifisch außer dem korrespondierenden Erreger auch andere gattungsverwandte Arten.

3. Der gattungsspezifische Titer dieser Reaktion kann dieselben und auch höhere Werte aufweisen als der der artspezifischen.

Daß diese letzte Verallgemeinerung (Nr. 3) zu weitgehend ist, zeigen obige Tabellen. Sie wurde schon von Kolle, Kutscher und Meinicke (83) als unrichtig zurückgewiesen. Diese Forscher ziehen auf Grund vieler Versuche folgende Schlüsse:

Es wird immer wieder der Versuch gemacht, allein auf Grund von Agglutinationsversuchen mit Kranken- bzw. Rekonvaleszentensera eine Gruppierung der Bakterien herbeizuführen. Das ist nicht als berechtigt anzuerkennen. In dem Krankheitsprozeß haben wir einen äußerst komplizierten Vorgang vor uns, den wir vorläufig nur in ganz groben Umrissen übersehen können. Wir wissen zurzeit noch nicht, warum z. B. in einem Typhusfall das Serum des Patienten agglutiniert, im anderen Falle nicht. Wir wissen nicht, warum oft die Reaktion streng spezifisch nur mit dem Typhusbacillus auftritt, in anderen Fällen das Serum auch Paratyphusbazillen in geringem Grade beeinflußt. Wir wissen ebensowenig, warum zuweilen der Titer eines Serums eines Typhuskranken für Paratyphusbazillen ebenso hoch oder höher ist als für Typhusbazillen.

Erklärbare Hypothesen dafür sind: die Paratyphusbazillen scheinen im allgemeinen im menschlichen und tierischen Serum leichter agglutinabel zu sein als Typhusbazillen. Ferner kann der betreffende Typhuskranke vor kürzerer oder längerer Zeit einen ambulanten, gar nicht beachteten Paratyphus durchgemacht haben. Bei den Untersuchungen wurde vielleicht auch in einigen Fällen die unerläßliche Prüfung auf Reinheit der Kulturen nicht scharf genug gehandhabt.

Der Satz von Zupnick: „Der gattungsspezifische Titer der Agglutinationsreaktion kann dieselben und auch höhere Werte aufweisen als der der artspezifischen“ stimmt nur für seltene Fälle von Krankensera, nie und nimmer aber für künstliche Immunsera.

Auch die Beschaffenheit, z. B. zu hoher Alkaligehalt des Nährbodens, setzt die Agglutinationskraft gezüchteter Kulturen herab. Besonders die Typhusbazillen sind in ihrer Agglutinabilität sehr empfindlich gegen Schwankungen der Reaktion des Nährbodens.

Paratyphussera: Der Rezeptorenapparat der Paratyphusbazillen vom Typ B verhält sich gegen homologe Sera außerordentlich gleichmäßig. Schwer agglutinable Stämme wurden nicht beobachtet. Das Phänomen der Agglutininresistenz frisch aus dem Körper isolierter Bazillen konnte in einigen Fällen konstatiert werden.

Bei der Agglutination der Paratyphusbazillen mit Typhusseris fällt die Gleichmäßigkeit der Beeinflussung ebenfalls in die Augen. Sämtliche Paratyphus B-Stämme wurden von einem Typhusserum (Titer 1 : 10000) 1 : 100 gut, 1 : 200 nur noch schwach, 1 : 500 überhaupt nicht beeinflußt.

Die Mitagglutination der Paratyphus B-Kulturen durch ein Paratyphus A-Serum (Titer 1 : 2000) ist außerordentlich gering. Oft war nicht einmal bei 1 : 50 Beeinflussung zu sehen, bis 1 : 100 wurde keiner der untersuchten Stämme ausgesprochen agglutiniert.

Mäusetyphusbazillen wurden von Paratyphus A-Serum (Titer 1 : 5000) höchstens bis 1 : 100 agglutiniert.

Die Agglutination von Enteritisbazillen war gegenüber dem Paratyphus A-Serum meist nur ganz gering.

Die Prüfung von 5 Paratyphus A-Kulturen (Titer bis 1 : 5000) ergab: Gegen andere Bakterienarten lassen sich die Paratyphus A-Bazillen durch die Agglutination gut abgrenzen. Gegen Paratyphus B-Sera ist die Mitagglutination äußerst gering, ebenso gegen Mäusetyphussera. Gegen Enteritisserum war die Agglutination häufig 1 : 50, über 1 : 100 ging sie nie hinaus.

Von Typhussera wurden die Paratyphus A-Stämme ebenfalls nur wenig beeinflußt. Pferdetyphusserum (Titer 1 : 10000) agglutinierte sie nie über 1 : 200 hinaus.

Typhussera: Im Gegensatz zu der Gleichmäßigkeit, mit der das Paratyphusserum agglutinierend und bakterizid auf alle diejenigen Stämme wirkt, die es überhaupt beeinflußt, wirkt das Typhusserum viel ungleichmäßiger auf die Typhuskulturen ein. Die (meist handelt es sich um frisch aus dem Menschen gezüchtete Kulturen) agglutininresistenten oder schwer agglutinablen Stämme machen bei differentialdiagnostischer Verwertung der Agglutinationsprobe große Schwierigkeiten. Auch durch polyvalente Sera (mit leicht und schwer agglutinablen Stämmen hergestellte) lassen sich diese Schwierigkeiten nicht überwinden. Worauf diese Agglutininresistenz mancher Typhuskulturen beruht, ist bis jetzt noch nicht geklärt. Man beobachtet häufig, daß schwer agglutinable Stämme durch Fortzüchtung auf Nährböden gut agglutinabel werden. Auch mit der Virulenz besteht scheinbar kein Zusammenhang.

Die geringere Einheitlichkeit des Rezeptorenapparates der Typhusbazillen, verglichen mit demjenigen der Paratyphusbazillen, zeigt sich auch bei der Agglutination der Typhusbazillen mit Paratyphusserum. Die einzelnen Stämme verhalten sich außerordentlich verschieden. Während einige Stämme von hochwertigem Paratyphusserum nicht stärker als von normalem Serum agglutiniert werden, werden andere bis 1 : 100, 1 : 200 oder gar 1 : 500 beeinflußt. Gesetzmäßigkeiten lassen sich aber hier nicht feststellen.

Säureagglutination der Bakterien der Typhus-Coligruppe.

Der Vollständigkeit halber erwähne ich hier die von Michaelis (163) beschriebene, und von Jaffé[1] und Beintker (8) nachgeprüfte Säureagglutination der Typhus-Colibakterien.

Die Methode von Michaelis beruht auf folgender Überlegung: Alle amphoteren Substanzen, welche an sich unlöslich sind, müssen die Eigenschaft der gleichzeitigen Säuren und Basenlöslichkeit besitzen. Das Minimum der Löslichkeit besteht aber nicht genau bei der Neutralreaktion,

[1] *Diese Zeitschrift.* Bd. LXXVI. S. 1.

sondern bei einer, wenn auch sehr schwach sauren Reaktion, welche wir durch die Angabe der Wasserstoff-Ionenkonzentration genau definieren können. Dieses Fällungsoptimum ist für jeden Körper eine genau definierte und konstante Größe, welche zu seiner Charakterisierung ebenso verwendet werden kann wie z. B. sein Schmelzpunkt.

Nun gehören bekanntlich auch alle eiweißartigen Körper zu diesen amphoteren Stoffen, und diejenigen von ihnen, welche in freiem Zustande unlöslich sind, werden daher auch ein Fällungsoptimum bei einer ganz bestimmten H-Ionenkonzentration haben.

Wenn nun in den Bakterien Stoffe vorhanden sind, welehe solche Fällungsoptima haben, so würde, falls es gelänge, in den Bakterienleibern einer Bakterienemulsion eine Ausflockung hervorzurufen, sich das bemerkbar machen in einer Agglutination derselben.

Daher untersuchte Michaelis, ob eine wässerige Aufschwemmung von Bakterien bei irgendeiner H-Ionenkonzentration ohne Zuhilfenahme eines spezifischen Agglutinins agglutiniert wird.

Zur Ausführung seiner Versuche stellte Michaelis sechs verschiedene Säuregemische aus Normalnatronlauge und Normalessigsäure, die natürlich genau aufeinander eingestellt sein müssen, dar; und zwar folgendermaßen:

Lösung	N-NaOH ccm	N-Essigsäure ccm	Destilliertes Wasser ccm	H-Ionenkonzentration abgerundet
1	5	7·5	87·5	$1 \cdot 10^{-5}$
2	5	10	85·0	$2 \cdot 10^{-5}$
3	5	15	80	$4 \cdot 10^{-5}$
4	5	25	70	$8 \cdot 10^{-5}$
5	5	45	50	$16 \cdot 10^{-5}$
6	5	85	10	$32 \cdot 10^{-5}$

Er hatte also auf diese Weise 6 Lösungen von verschiedenen Wasserstoff-Ionenkonzentrationen. Diese Lösungen sind lange haltbar, besonders wenn sie mit einem größeren Kristall von Thymol versetzt werden.

Zur Anstellung der Reaktion gebraucht man ferner eine Emulsion der betreffenden Bakterienkultur, die in destilliertem Wasser (nicht Kochsalzlösung) hergestellt sein muß. Zur Anfertigung dieser Aufschwemmung nimmt man am besten 24stündige Kulturen. Die Emulsionen werden vorteilhaft etwas dichter als für die Widalsche Reaktion bereitet.

Der Versuch wird in der Weise vorgenommen, daß man in 6 Röhrchen je 1 ccm der betreffenden Lösung bringt, und zwar in Röhrchen 1 von Lösung 1, in Röhrchen 2 von Lösung 2 usw., und dazu jeweils 3 ccm der

Bakterienaufschwemmung hinzufügt. Dann stellt man die Röhrchen in den Brutschrank und beobachtet, wann die erste Agglutination sichtbar wird. Sobald diese eingetreten ist, nimmt man die Röhrchen heraus, da dann die Reaktion schnell bei Zimmertemperatur fortschreitet. Länger als 1 Stunde sollte man die Versuchsreihe nicht im Brutofen stehen lassen.

Die Resultate der Versuche stimmen bei den drei Autoren überein.

1. Die Typhusbazillen werden bei einer ganz bestimmten Wasserstoffionenkonzentration (H) $= 4 \cdot 10^{-5}$ aus einer Aufschwemmung ausgeflockt. Meist tritt stärkere Ausflockung nur in Röhrchen 2 und 3 ein.

2. Die Stärke der Ausflockung geht parallel der Agglutination durch spezifisches Serum, jedoch ist das Ergebnis dieser auch dann noch deutlich, wenn das Ergebnis jener schon negativ ist.

3. Namentlich in frischen Fällen läßt uns die Ausflockung durch Säuren im Stich.

4. Bei stärkeren Verdünnungen der Säurelösungen wird das Optimum der Ausflockung verschoben und zwar zugunsten einer (rechnerisch) höheren Wasserstoffionenkonzentration.

5. Für die Stämme des Paratyphus B liegt das Optimum der Ausflockung bei einer Wasserstoffionenkonzentration (H) $= 16—32 \cdot 10^{-5}$.

6. Der Paratyphus A steht auch hier in der Mitte zwischen Typhus und Paratyphus B-Wasserstoffionenkonzentration (H) $= 8—16 \cdot 10^{-5}$, doch ist eine genaue Trennung beider Paratyphen durch die Reaktion nicht zu erzielen.

Die Methode hat sich praktisch nicht eingebürgert. Ihr Hauptvorteil scheint nach Jaffé in der Einfachheit zu liegen, die darin besteht, daß man mit einem Versuch feststellen kann, ob überhaupt eine Agglutination vorliegt, und ob diese für Typhus oder Paratyphus spricht. Ein großer Vorteil ist wohl auch die Schnelligkeit, mit der die Diagnose zu stellen ist, da man nicht unbedingt mit Reinkulturen arbeiten muß. Der Nachteil und damit die praktische Unbrauchbarkeit liegt in der Unsicherheit der Methode.

Präzipitation.

Die bakterielle Präzipitation wurde von Kraus entdeckt. Die Ergebnisse der bisherigen experimentellen Forschung liefern strikte Beweise dafür, daß die Präzipitation und die Agglutination zwei wesentlich voneinander verschiedene Immunitätsreaktionen sind. Wenn man auch nicht den Standpunkt von Zupnick teilt, daß der bakteriellen Präzipitation keine Artspezifität zukomme, sondern daß in ihr nur eine spezifische Gattungs- (bzw. Familien-) Reaktion vorliege, und wenn man an der ursprünglichen allgemeinen Annahme festhält, daß der Präzipitation eine strenge Artspezifität zukommt, so zeigen die Versuche von E. Kirch (76) und M. Isabolinski und B. Patzewitsch (63) doch, daß praktisch eine Trennung der Paratyphus A- und B-Bazillen durch die Präzipitation schwierig ist.

Komplementbindung.

Nach Springer (140) ist das Komplementbindungsverfahren zur Unterscheidung der verschiedenen Bakterienarten geeigneter, als die Agglutinationsmethode, die allerdings den Vorzug leichterer Ausführbarkeit für sich hat. Während wir bei dem Agglutinationsverfahren fast bei sämtlichen unserer Immunsera zum Teil sehr hohe Mitagglutination beobachteten, fanden wir höchstens unvollständige Hämolyse bei Zusatz heterologer Sera. Diese unvollständige Hämolyse zeigte der Versuch da, wo wir bei der Agglutination hohe Gruppenagglutination fanden.

Im Paratyphus A-Fall von Aoki war nach 2 Stunden im Brutschrank und über 10 Stunden im Eisschrank die Hämolyse in dem 0·01 ccm Patientenserum enthaltenden Röhrchen komplett gehemmt, während normales Serum erst bei 0·4 das Komplement zu binden vermochte.

Die Versuche von Schroeter und Gutjahr hatten folgendes Ergebnis:

Paratyphus A-Immunserum zeigte eine ausgesprochene Hemmung mit seinem eigenen Extrakt bis zu einer Verdünnung von 0·001, die von keinem der anderen benutzten Stämme erreicht wurde. Mit Typhusbazillenextrakt gab es vollkommene Hemmung in Verdünnung 0·05, ebenso mit Paratyphus B- und Krusebazillenextrakt, mit Enteritis-Gaertner Bazillenextrakt bis zu einer Verdünnung von 0·025, ebenso mit Flexner- und Y-Bazillenextrakt, bis zu einer Verdünnung von 0·01 mit Colibazillenextrakt.

Typhusimmunserum zeigte mit Parat A-Bazillenextrakt nur bis zu einer Verdünnung 0·1 schwache Hemmung, Parat. B-Immunserum mit Parat. A-Bazillenextrakt bis zu einer Verdünnung von 0·025 totale Hemmung, Coliimmunserum mit Paratyphus A-Bazillenextrakt bis zu einer Verdünnung von 0·1 totale Hemmung; Kruseimmunserum, Flexnerimmunserum mit Paratyphus A-Bazillenextrakt keine Hemmung, Y-Immunserum bis zu einer Verdünnung von 0·01 mit Paratyphus A-Bazillenextrakt totale Hemmung.

Ähnlich gute Resultate hatte Kirch. Wir haben demnach im Komplementbindungsverfahren ein gutes Differenzierungsmittel.

Bakteriolysine.

Der von Pfeiffer entdeckten Bakterizidie kommt nach Zupnick nur Gattungsspezifität zu. Dem widersprechen Versuche von Aoki, der eine bakterizide Wirkung des Par. A-Serums noch in einer Verdünnung 1 : 5000 feststellen konnte, ferner Versuche Kaysers. Dieser schreibt (71):

Es wurden Verdünnungen des inaktiven Patientenserums eines Par. A-Kranken von 1 : 100 bis 1 : 200000 benutzt. Bakterizidie war nur für Parat. A vorhanden bis zu einer Verdünnung von 1 : 7000. Parat. B- und Typhusbazillen blieben in sämtlichen Röhrchen unbeeinflußt.

Pfeiffers Versuch ergab, daß die normalen Tiere ohne Serumeinverleibung die Bazillen nicht beeinflußt hatten. Für B. parat. A war noch 0·01 Immunserum beträchtlich bakterizid, für B. typhi 0·1 (!), für B. parat. B auch 0·1 nicht im geringsten; also eine starke Bakterizidie für Parat. A-Bazillen und eine schwächere, aber doch nachweisbare für B. typhi. Wegen dieses überraschenden Resultates wurden die Versuche nochmals wiederholt. Es zeigte sich, daß eine exquisite Bakterizidie nur bei den Tieren konstatiert wurde, welche B. par. A bekommen hatten, während die Typhusbazillen und B. parat. B sich wie beim Kontrollnormaltier verhielten.

Diagnose.

„Im Laufe der Jahre ist die Zahl der Bakterien, welche angeblich typhusähnliche Erkankungen hervorrufen sollen, außerordentlich vermehrt worden. Durch diese zahlreichen Funde ist eine gewisse Unsicherheit, um nicht zu sagen, Verwirrung in die ganze Frage des Typhus und der typhusähnlichen Erkrankungen getragen worden. Diejenigen, welche an einer Spezifität der Bakterien und der zugehörigen Erkrankungen festhalten, müssen logischerweise zur Aufstellung verschiedener Krankheiten kommen. Es sprechen aber für die Berechtigung einer derartigen Trennung in zahlreiche Krankheiten, die mit verschiedenen Namen belegt werden, gar nicht die bisher mit anderen spezifischen Infektionskrankheiten gemachten Erfahrungen. Jürgens empfiehlt daher, den Typhus und Paratyphus zusammenzufassen, weil sich beide Krankheitsformen klinisch häufig nicht trennen lassen. Das wäre aber verkehrt, denn da der Typhusbacillus und Paratyphusbacillus scharf voneinander zu trennende Bakterien sind, so würde das Gebäude der ätiologischen Spezifität, das mit so viel Mühe und zum großen Vorteil unserer ganzen ätiologischen Auffassung und Forschung errichtet ist, doch ohne Grund durch die klinische Identifizierung ätiologisch differenter Krankheiten erschüttert werden. Man wirft auch sonst in der Medizin Krankheiten nicht zusammen, die durch einander ähnliche oder im System sehr nahestehende Bakterien hervorgerufen werden, z. B. Tuberkulose und Lepra, die sich mindestens ebenso nahe stehen wie Typhus und Paratyphusbazillen."

Diese Auffassung Kolles ist wohl die allgemeine der Wissenschaft.

Der Paratyphus A ist eine Krankheit sui generis, die zwar klinisch meist nicht von anderen typhösen Erkrankungen zu trennen ist, aber serodiagnostisch und bakteriologisch scharf von ihnen abgegrenzt werden kann.

Die Serodiagnostik der Krankheit versagt leider häufig oder gibt nicht eindeutige Resultate. Besonders nach den im Kriege durchgeführten Schutzimpfungen wird ihre Beurteilung Schwierigkeiten machen.

Die Züchtung der Erreger ist nicht zu entbehren. Durch sein Verhalten in Neutralrot und Traubenzuckerbouillon ist der Paratyphus A-Bacillus scharf vom Typhusbacillus, durch sein Verhalten in Lackmusmolke, Milch und auf Kartoffelboden ist er vom Parat. B-Bacillus, durch Lackmusmolke, Milchzuckernährboden, Lackmusmolke ist er von Colibazillen zu trennen. Den Schlußstein bakteriologischer Differenzierung bildet sein Verhalten gegen ein spezifisches, künstliches Immunserum, das ihn bis zur Titergrenze agglutinieren muß.

Zu züchten ist er aus Fäzes, Urin und Blut. Die Züchtung aus dem Blut wird oft im Stiche lassen, da nach den Erfahrungen Kaysers die Parat A-Bazillen recht schnell aus dem kreisenden Blut zu verschwinden pflegen (im Laufe der ersten Fieberwoche).

Gegen Agglutination und Kulturversuche treten alle übrigen, vielleicht mit Ausnahme des Komplementbindungsverfahrens, differentialdiagnostischen Merkmale in den Hintergrund. Die anaphylaktische Reaktion zur Untersuchung der Typhus-, Paratyphus A und B- und ähnlicher Bakterien und der dadurch hervorgerufenen Infektionen angewendet, ist nach Livierato (89) nicht imstande, diese verschiedenen Keime voneinander zu differenzieren.

Schutzimpfung.

Am Schlusse meiner Ausführung muß ich noch auf die Erfahrungen eingehen, die mit der Schutzimpfung bei Paratyphus A-Erkrankung gemacht wurden.

Die Resultate werden sehr verschieden angegeben. Im Tierversuch prüften Kempff (75) und Cummins und Cumming (31) die Antikörper erzeugende Wirkung der Paratyphus A-Bazillen.

Kempff injizierte Meerschweinchen und Mäusen nicht tödliche Mengen lebender Bakterien und konnte nach einigen Tagen dieselben verdoppeln, bald verdreifachen und so Immunität erzeugen.

Cummins und Cumming (31). Von dem Standpunkt ausgehend, daß die Frage der Prophylaxe gegen die Paratyphusinfektion doch komplizierter ist, als sie auf den ersten Blick zu sein scheint, und daß man zunächst eine experimentelle Grundlage braucht, bevor die Verwendung der Parat. A-Vakzine für den Gebrauch in den Tropen empfohlen werden kann, haben die

Verfasser Untersuchungen mit bivalenter, d. h. aus B. typhi und B. parat. A bestehender Vakzine an Kaninchen ausgeführt. Dabei ergab sich, daß bei gleichmäßiger Dosierung Parat. A ein weit weniger wirksames Antigen darstellt, als B. typhi, soweit sich dies aus der Agglutininbildung schließen läßt. In weiteren Versuchsreihen, bei denen einmal die Tiere mit einer Emulsion von B. typh. und B. parat. A zusammen, andere Kaninchen mit der gleichen Dosis von B. typh. bzw. B. paratyphus A allein geimpft wurden, zeigte sich überraschenderweise, daß der Agglutinationstiter für Typhus bei der kombinierten Impfung höher war als bei der Verwendung von Typhusvakzine allein, während hinsichtlich der Agglutininbildung für B. parat. A die Verhältnisse umgekehrt lagen.

Auch die Opsoninbildung bei getrennter Immunisierung mittels B. typh. bzw. parat. A war bei Typhus wesentlich stärker, als bei Parat. A. Verfasser vermuten, daß der Gehalt an bakteriotropen Substanzen bei Infektion mit B. parat. A., wie er bei der Immunisierung von Tieren sich nachweisen ließ, auch beim Menschen eine gewisse Rolle spielt und die hohe Zahl der Bazillenträger bei Parat. A (14 Proz. der ehemaligen Kranken) gegenüber der geringen bei Typhus (2 Proz. der Fälle) vielleicht erklärt.

Über die Erfolge der Paratyphus A-Impfung bei Menschen gibt Firth (39) ein ungünstiges Urteil: Die Schutzimpfung gegen Parat. A bei den europäischen Truppen versagte vollständig, während die alljährlich in steigendem Maße vorgenommene Schutzimpfung gegen die fieberhafte Enteritis von entscheidendem Einfluß auf die Eindämmung der Infektion und auf die Sterblichkeitsziffer war.

Rouslacroix (120), welcher ein gemischtes Vakzin (Typhus + Paratyphus A + Par. B) verwandte, urteilt günstiger:

Das sogenannte „immunigène" besteht aus Bouillonkulturen von Typhus- + Paratyphus A- und B-Bazillen, die bei 58° C abgetötet sind. Verfasser hat diesen Impfstoff bei 47 Typhuskranken in verschiedenen Dosen angewendet und z. T. gute Erfolge erzielt. Immerhin sind 5 der Geimpften (10·6 Proz.) gestorben.

Reiche Erfahrung in der Schutzimpfung und günstige Resultate hat Castellani. Ausführliche Beschreibung: 26 und 27. Er gebraucht folgende gemischte Vakzine:

1. Typhus + Paratyphus A + Paratyphus B.
2. „ + Maltafieber.
3. „ + „ + Paratyphus B + Paratyphus A.
4. „ + Parat. A + Parat. B + B. asiaticus + B. columbensis.
5. „ + „ + „ + B. asiaticus. + B. columbensis + Maltafieber.

6. Typhus + Paratyphus A + Paratyphus B + B. dys. Shiga-Kruse + B. dys. Flexner + B. dys Y.
7. Cholera + Plague
8. Cholera + Plague + Typhus + Paratyphus A + Paratyphus B.

Endlich seien noch, um ein umfassendes Bild der Erfolge der Schutzimpfungen in größerem Maßstabe zu geben, die Ergebnisse von Kabeshima (66) ausführlich zitiert, die er bei der Bekämpfung typhöser Erkrankungen in der Kais. japanischen Marine hatte:

Bei der Epidemie (der japanischen Marine) hat man oft eine Anzahl von Bazillenträgern nachgewiesen. Das machte es notwendig, eine Schutzimpfung für die ganze Besatzung durchzuführen. Die Schutzimpfung wurde nach dem Verfahren von Pfeiffer-Kolle (Impfstoff: frische Agarkulturen, die durch Erhitzung auf 60 °C sterilisiert waren) ausgeführt. Die Zahl der Geimpften vom Jahre 1908 bis 1911 belief sich auf 28343 gegen Typhus, 18834 gegen Parat. A und 11884 gegen Par. B. Daß die Erkrankungen an Typhus und Par. A seit dem Jahre 1908 bedeutend zurückgegangen sind, darf man wohl mit der Einführung der Schutzimpfung in Zusammenhang bringen. Noch auffälliger ist das Verhalten in bezug auf die Mortalität, nämlich Mortalität pro Mille:

Typhus	Geimpfte	2·4	Par. A	Geimpfte	3·8	Par. B	Geimpfte	0
	Nichtgeimpfte	18·6		Nichtgeimpfte	8·7		Nichtgeimpfte	14·0

Zuverlässiger ist noch folgende Statistik bei Erkrankten, welche in 5 Marinehospitäler aufgenommen und da behandelt wurden in den Jahren 1909 bis 1911:

		Typhus	Paratyphus A	Paratyphus B
Kranke		367	289	447
Geimpfte	erkrankt	68	71	0
	gestorben	5	2	
Nichtgeimpfte	erkrankt	299	218	447
	gestorben	40	5	0

Bei Par. A findet man hier keinen Unterschied zwischen Geimpften und Nichtgeimpften (Mortalität).

Zahlen der Todesfälle unter Typhuskranken, welche geimpft waren:

Zeitdauer von der Impfung bis zur Erkrankung	Gestorben	Menge der geimpften Bazillen	Reaktion der Impfung
5 Monate	3	0·9 mg	schwach
17 „	1	0·7 „	„
$3^1/_2$ Jahr	1	0·3 „	„
Summe	5		

Todesfälle unter Paratyphus A-Kranken, welche geimpft waren:

Zeitdauer von der Impfung bis zur Erkrankung	Gestorben	Menge der geimpften Bazillen	Reaktion der Impfung
2 Monate	1	0·7 mg	schwach
10 „	1	0·7 „	„
Summe	2		

Da auf einem und demselben Schiff oft Typhus und Paratyphus zu gleicher Zeit vorkamen, suchte Verfasser einen praktischen Weg, um gegen alle 3 Krankheiten zu impfen. Da es sich bei der Schutzimpfung um eine aktive Immunisierung handelt, so sind mehr oder weniger starke Reaktionen bei der Impfung nicht zu vermeiden. Nach Kolle-Hetsch, Kutscher u. a. ist man zu dem Schluß gekommen, je kräftiger die Reaktion ist, desto sicherer ist der Schutzwert im allgemeinen. Bei Durchführung der Schutzimpfung ist es daher bis zu einem gewissen Grade unvermeidlich, daß Schiffsmanöver, Ausbildung und Übungen der Matrosen dadurch beeinträchtigt werden. Es wurden daher Versuche angestellt, diese Störung dadurch zu erleichtern, daß die Schutzimpfung mit den gemischten Vakzinen von Typhus, Parat. A und B einmal ausgeführt wurden. Dabei bot sich gleichzeitig die Gelegenheit, die Stärke der Reaktion zu prüfen, und ob dadurch die Entstehung der Schutzkörper beeinträchtigt wurde.

Tierversuch: Zunächst stelle ich Vakzine durch Mischung einer gleichen Menge einer 24stündigen Typhus- und Parat. A- und Par. B-Agarkultur her. Diese Vakzine enthielt Bazillenkörper in verschiedenen Mengen und zwar 2; 7; 0·4; 0·2; 0·1; 0·02 mg in 1 ccm Vakzine. Es wurden 2 Serien von Meerschweinchen bei diesem Versuch benutzt; die erste wurde nur 1mal, die andere aber 2mal mit den genannten Vakzinen inokuliert. Als Kontrolltiere wurden ebenfalls 2 Serien benutzt. Am 10. Tage nach der letzten Impfung wurden sämtliche Tiere mit einer 5fach letalen Dosis der Kultur intraperitoneal injiziert, um die Schutzkraft des Vakzins zu prüfen.

Diese Versuche ergaben nach dem Protokoll, daß kein Unterschied zwischen der Schutzkraft der einfachen und der gemischten Vakzine zu beobachten ist.

Versuche am menschlichen Körper: Weil bei der Impfung mit der gemischten Vakzine eine starke Reaktion befürchtet wurde, wurde die Vakzine in zwei Konzentrationen hergestellt, und zwar derart, daß das eine in 1 ccm 2mg und das andere 3mg Bazillen enthielt. 24stündige Typhus- und Parat. A- und B-Agarkulturen wurden in steriler physiologischer NaCl-Lösung gemischt und durch sterile Gaze filtriert. Diese Aufschwemmung wurde durch

$^1/_2$stündiges Schütteln in einem Doppelbad bei 60° C sterilisiert und dann wurde 0·5 Proz. Phenol zugesetzt. Nachdem die Sterilität genau festgestellt war, wurde der Impfstoff in kleiner Menge abgefüllt. — In der Erwartung, daß die Impfung mit dieser Vakzine eine heftige Reaktion hervorrufen würde, injizierte man 3 mal 1 ccm, statt 1 mal 3 ccm. Die Reaktion war aber nicht besonders heftig. Die Dosis betrug anfangs bei der 1. Impfung 1 ccm und bei der zweiten 2 ccm. Um aber die Injektion in einer derartig großen Menge zu vermeiden, wurde die Konzentration der Bazillenaufschwemmung verdoppelt. Die Reaktion bei dem dicken Impfstoff war nicht sehr viel stärker als beim dünneren. Daraus ist ersichtlich, daß die Reaktion nicht parallel mit der Bakterienmenge stattfindet.

Die Reaktion bei der Impfung mit der gemischten Vakzine war wie folgt: Bei der Mehrzahl der Fälle traten durchschnittlich schon 2 bis 4 Stunden nach der Injektion etwa handtellergroße, intensive, meist scharf begrenzte Rötungen und Schwellungen um die Impfstelle herum auf. Bisweilen war damit auch eine schmerzhafte Anschwellung der regionären Lymphdrüsen verbunden. Die Reaktionen verschwanden nach ungefähr 48 Stunden fast vollständig.

Als Reaktion auf die Impfung seien erwähnt: Frostgefühl, Schüttelfrost, Kopfschmerzen, Schwindel, Gelenkschmerzen, Appetitmangel, Erbrechen, Durchfälle, Lymphangitis, Anschwellung der regionären Lymphdrüsen.

Tabelle über das höchste Impffieber.

	Impfung		36·1–37°	37·1–37·5°	37·6–38°	38·1–39°	39·1–40°
			in Prozenten				
Gemischtes Vakzin	2 mg in 1 ccm	1. Impf.	41·94	35·48	14·52	8·06	0
		2. „	33·96	33·63	18·87	3·77	0
	3 mg in 1 ccm	1. „	0·90	43	29·50	15·9	2·27
		2. „	3·03	24·24	21·21	24·24	0
	6 mg in 1 ccm	1. „	0	30·00	40	25	5
		2. „	20·00	40·00	15	25	0
Typhusvakzin	1 mg in 1 ccm	1. „	2·33	34·81	39·5	20·48	2·88
		2. „	5·59	38·47	40·31	14·04	1·59
Paratyphus A-Vakzin	1 mg in 1 ccm	1. „	8·40	35·19	37·2	16·5	2·69
		2. „	14·18	35·47	31·42	15·2	3·72
Paratyphus B-Vakzin	1 mg in 1 ccm	1. „	25	26·01	21·56	25·44	1·99
		2. „	13·63	31·55	31·08	22·23	1·51

Aus dieser Tabelle ersieht man, daß die Reaktionen der Impfungen mit gemischten Vakzinen nicht viel heftiger waren als diejenigen der Impfung mit der einfachen Vakzine.

Der Agglutinationstiter des Serums nach der Impfung schwankt zwischen „schwach“ und „ziemlich hoch“, aber es sei darauf hingewiesen, daß der Agglutinationstiter nicht immer der Schutzkraft parallel läuft. Pfeiffer und Marx haben sich dahin geäußert, daß die Blutsera der mit karbolisiertem Impfstoff Geimpften mit Bazillen fast gar nicht agglutinierten, außer in einem einzelnen Falle, bei dem der Agglutinationstiter 1:10, die Schutzkraft aber 1:100 bis 1:200 betrug. Nach meinen eigenen Erfahrungen war der Agglutinationstiter gegen Typhus und Parat. B häufig sehr hoch, gegen Parat. A jedoch sehr schwach.

Ich habe den Schutzwert bei Tieren festzustellen versucht. Als Versuchstiere wurden Mäuse gebraucht. Einer bestimmten Menge von Blutseris, welche am 10. Tage nach der letzten Impfung unternommen worden waren, wurde eine 3fach letale Dosis von Kulturen zugesetzt und diese den Tieren intraperitoneal injiziert. Zur Kontrolle wurde ein vor der Impfung entnommenes Serum benutzt. Aus den Versuchen geht hervor, daß die Agglutination mit der Schutzkraft des Serums bei Geimpften nicht parallel geht. Die Agglutination kam beim Typhus am stärksten zum Vorschein, während die Schutzwirkung beim Parat. A und B viel größer als beim Typhus war.

Zusammengefaßt: „1. Die Impfung mit der gemischten Vakzine von Typhus, Parat. A und B ruft lokale und allgemeine Reaktionen hervor, welche aber nicht viel heftiger sind als bei der Impfung mit einfacher Vakzine (Bazillenmenge $^1/_3$ von gemischter Vakzine.)

2. Bei Menschen sowohl als auch bei Tieren, die mit der gemischten Vakzine inokuliert worden waren, konnte festgestellt werden, daß die Impfung mit der gemischten Vakzine nicht nur eine Schutzkraft gegen Typhus, sondern auch gleichzeitig eine solche gegen Parat. A und B zu verleihen vermag.“

Inhalt.

Literaturverzeichnis.

1. Achard et Bensaude, Infections paratyphoidiques. *Bullet. et Mémoir. de la Soc. méd. des Hôp. de Paris.* Nov. 1896. T. XIII. p. 820.

2. F. Aenstoots, Wachstumshemmungen von Ruhrbazillen auf Malachitgrünagar (z. Vergleich Typhus-, Par. A- und B.-Bazillen). *Centralblatt für Bakteriologie* Orig. Bd. LXV. S. 583.

3. L. d'Amato, Untersuchungen nach der Methode der Absorption der Agglutinine, über die Serodiagnose der typhösen, einfachen und Mischinfektion. *Ebenda.* Orig. Bd. LIII. S. 337.

4. N. Antonoff, Über kreatininbildende Bakterien. *Ebenda.* Bd. XLIII. S. 209.

5. K. Aoki, Paratyphus A-Bazillen als Ursache eines Bauchdeckenabszesses. *Ebenda.* Bd. LVI. S. 110.

6. G. Baermann u. Eckersdorf, Über Paratyphus A. *Berliner klin. Wochenschrift.* 1909. S. 1802.

7. E. Baumann, Beitrag zur Kenntnis der typhusähnlichen Bakterien. *Arb. a. d. Kais. Gesundheitsamt.* Bd. XXIX. S. 372.

8. Beintker, Über die Säureagglutination der Typhusbazillen. *Klinisches Jahrbuch.* Bd. XXVI. S. 383.

9. Blumenthal, Über das Vorkommen von Typhus- und Paratyphusbazillen bei Erkrankungen der Gallenwege. *Münchener med. Wochenschrift.* 1904. S. 1641.

10. F. Bock, Untersuchungen über Bakterien aus der Paratyphusgruppe. *Arb. aus dem Kais. Gesundheitsamt.* Bd. XXIV. S. 238.

1. A. Böhme, Weiterer Beitrag zur Charakterisierung der Hogcholera-(Paratyphus-) Gruppe. *Diese Zeitschrift.* Bd. LII. S. 97.

12. S. Bondi, Über das Vorkommen von B. Parat. A bei einem Fall von chronischer Enteritis. *Wien. klin. Wochenschrift.* 1909. S. 525. (*Centralbl. f. Bakteriologie* Ref. Bd. XLIV. S. 282.)

13. H. Bonhoff, Über die Identität des Löfflerschen Mäusetyphusbacillus mit dem Paratyphusbacillus Typ B. *Archiv für Hygiene.* 1904. Bd. L. S. 222.

14. Derselbe, Über Paratyphusbazillenfunde in der Leiche. Virchows *Archiv.* Bd. CCXVI. Heft 3.

15. Brault et Farvy, Infection mortelle causeé par un bacille intermédiaire au paratyphique A et au bacille d'Eberth. *Arch. de Méd. expérim. et d'Anat. pathol.* 20. Anneé. No. 6.

16. A. Brion, Der Paratyphus. *Deutsche Klinik von* Leyden-Klemperer. Bd. II. Infektionskrankh.

17. A. Brion und H. Kayser, Über eine Erkrankung mit dem Befund eines typhusähnlichen Bakteriums im Blute. (Paratyphus.) *Münch. med. Wochenschrift.* 1902. S. 611.

18. Dieselben, Neuere klinisch-bakteriologische Erfahrungen beim Typhus und Paratyphus. *Deutsches Archiv für klin. Medizin.* 1906. Bd. LXXXV. S. 525.

19. H. Bruns und H. Kayser, Über die Verwertbarkeit des Agglutinationsphänomens zur klinischen Diagnose und zur Identifizierung von Bakterien der Typhus-Coligruppe (Paratyphus usw.). *Diese Zeitschrift.* Bd. XXXXIII. S. 401.

20. W. Buchholz, Zur kulturellen Unterscheidung der Typhus-, Paratyphus-Colibakterien untereinander. *Ebenda.* Bd. LVI. S. 220.

21. S. Cannata und M. Nitra, Einfluß einiger Milchfermente auf Vitalität und Virulenz verschiedener pathogener Mikroorganismen. *Centralbl. f. Bakteriologie.* Orig. Bd. LVIII. S. 160.

22. Carducci, Paratyphöse Infektionen. *München. med. Wochenschr.* 1909. S. 1572.

23. A. Castellani, Observations on typhoid vaccination in man with attenuated live cultures. *Centralblatt für Bakteriologie.* Orig. Bd. LII. S. 92.

24. Derselbe, Observations on some intestinal bacteria found in man. *Ebenda.* Orig. Bd. LXV. S. 583.

25. Derselbe, Paratyphoid fever in the tropics: Cases of mixed infection. *Lancet* 1907. T. I. p. 284. (s. *Ebenda.* Ref. Bd. XL. S. 519.)

26. Derselbe, Note on typhoid-paratyphoid vaccination with mixed vaccines. *Ebenda.* Orig. Bd. LXXII. S. 536.

27. Derselbe, Further Researches on combined Vaccines. *Ebenda.* Orig. Bd. LXXVII. S. 63.

28. P. Clemens, Über den Paratyphus. Sammelreferat. *Deutsche med. Wochenschrift.* 1904. S. 280 und 314.

29. Derselbe, Über die praktische Leistungsfähigkeit diagnostischer Flüssigkeiten für typhoide Erkrankungen des Menschen. *Berlin. klin. Wochenschrift.* 1905. S. 1269.

30. H. Conradi und W. v. Drigalski, Über eine unter dem Bilde des Typhus verlaufende, durch einen besonderen Erreger bedingte Epidemie. *Diese Zeitschrift.* Bd. XXXXII. S. 141.

31. S. L. Cummins and C. C. Cumming, Preliminary note on immunisation against B. paratyphosus A. *Centralblatt für Bakteriologie.* Ref. Bd. LIX. S. 297.

32. L. Davis, A Study of the „Tellurite Reaction“ with the Colon-Typhoid Group and other Organisms. *Ebenda.* Orig. Bd. LXXV. S. 180.

33. F. Ditthorn, Über das Verhalten der Typhus- und typhusähnlichen Bazillen (Parat. A und B und B. ent. Gaertn.) zu verschiedenen Zuckerarten und diesen nahestehenden mehratomigen Alkoholen. *Ebenda.* Orig. Bd. LXVII. S. 497.

34. Eckert, Paratyphus A-Infektion bei einem Säugling. *Berlin. klin. Wochenschrift.* 1910. S. 1102.

35. Erich und A. Kindborg, Über eine neue Farbenreaktion zur Erkennung der Typhusbazillen und verwandter Arten im Plattenausstrich. *Centralblatt für Bakteriologie.* Orig. Bd. XLVI. S. 554.

36. Exner und Heyrovski, Zur Pathogenese der Cholelithiasis. *Archiv für klin. Chirurg.* 1908. Bd. LXXXVI. S. 609.

37. Farvy, Isolement et étude d'un bacille intermédiaire au bacille d'Eberth et au paratyphique A de Brion et Kayser. *Compt. rend. Soc. de Biol.* T. LXIV. 1908. No. 22. p. 1093. (s. *Centralbl. f. Bakt.* Ref. Bd. LIII. S. 184.)

38. F. M. G. de Feyfer und H. Kayser, Eine Endemie von Paratyphus. *Münchener med. Wochenschrift.* 1902. S. 1692 u. 1752.

39. R. H. Firth, Recent facts as to inoculation and the prevalence of enteric and paratyphoid fevers in the european army of India. *Ind. med. Gaz.* 1912. Vol. XLVII. p. 341. (s. *Centralblatt für Bakteriologie.* Ref. Bd. LVI. S. 304.)

40. K. Frégonneau, Über die Wirkung von Bakterien auf Azofarbstoffe. *Centralblatt für Bakteriologie.* Orig. Bd. XLIX. S. 276.

41. W. Frieber, Ist das Gasverhältnis $H_2 : CO_2$ ein Differentialdiagnostikum auf Typhus,- Coli- und ähnlichen Bakterien? *Ebenda.* Orig. Bd. LXXI. S. 334.

42. E. Fürth, Über den Wert des Leuchschen Malachitgrünagars zum Nachweis von Typhus- und Paratyphusbac. *Ebenda.* Orig. Bd. XLVI. S. 81.

43. Gaffky, Dietrich, Abel, Kraus, Die Ursache der Hackfleischepidemien im Rudolf Virchow-Krankenhaus und die dagegen zu ergreifenden Maßnahmen. *Vierteljahrsschrift f. gerichtl. Med.* Bd. XXXIX. 1910. Heft 2. S. 352. (*Centralblatt für Bakteriologie.* Ref. Bd. XLVII. S. 20.)

44. T. Germán, Über die Kreatininbildung der Bakterien (als differentialdiagnostisches Merkmal mancher Bakterien). *Centralblatt für Bakteriologie.* Orig. Bd. LXIII. S. 545.

45. Gildemeister, Wirkung des Antiformins auf Bakterien. *Arb. a. d. Kais. Gesundheitsamt.* 1911. Heft 1. S. 162.

46. E. Glaser, Zur Frage der Paratyphusinfektion durch Fleischwaren, zugleich ein Beitrag zur bakteriologischen Fleischuntersuchung. *Diese Zeitschrift.* Bd. LXVII. S. 459.

47. H. W. Grattan and D. Harvey, An inquiry into a small epidemic of paratyphoid fever in a camp in India. *Journ. of R. army med. Corp.* 1911. No. 1. p. 9. (s. *Centralblatt für Bakteriologie.* Ref. Bd. XLIX. S. 239.)

48. H. W. Grattan and J. L. Wood, Paratyphoid fever in India. *Centralblatt für Bakteriologie.* Ref. Bd. LIX. S. 291.

49. B. G. Gross, Vergleichende Untersuchungen über die Agglutination von Typhus- und Paratyphusbazillen im Verlauf von typhösen Erkrankungen. *Ebenda.* Orig. Bd. XLVII. S. 519.

50. A. Guillemard, Utilisation des solutions salines concentrées à la différenciation des bactériacés. Séparation de B. typhosus de bact. coli. *Compt. rend. Ac. Scienc.* 1908. T. CXLVI. No. 22. p. 1177. (s. *Centralblatt für Bakteriologie.* Ref. Bd. XLIV. S. 297.)

51. Gütig, Leukozyten bei Paratyphus. *Prager med. Wochenschr.* 1903. Nr. 18.

52. W. J. Güttler, Vorteile und Nachteile von Fickers Diagnostikum. *Berlin. klin. Wochenschrift.* 1904. S. 1312 u. 1355.

53. Gwyn, On the infection with a paracolonbacillus in case with all the clinical facture of typhoid fever. John Hopkins *Bulletin.* 1898. Vol. IX. p. 54.

54. L. Heim, Die Widerstandsfähigkeit verschiedener Bakterienarten gegen Trocknung und Aufbewahrung bakterienhaltigen Materials insbesondere beim Seuchendienst und für gerichtlich-medizinische Zwecke. *Diese Zeitschrift.* Bd. L. S. 123.

55. W. Heimann, Über die durch einen sog. Paratyphus C-Bacillus verursachte Fleischvergiftungsepidemie in Hildesheim im Frühjahr 1911. *Centralblatt für Bakteriologie.* Orig. Bd. LXVI. S. 211.

56. M. Herford, Das Wachstum der zwischen B. coli und B. typhi stehenden Spaltpilze auf dem Endoschen Fuchsinagar. *Arb. a. d. Kais. Gesundheitsmat.* Bd. XXIV. S. 62.

57. W. Hirokawa, Über den Keimgehalt der menschlichen Galle und ihre Wirkung auf Bakterien. *Centralblatt für Bakteriologie.* Orig. Bd. LIII. S. 12.

58. F. Hoffmann, Zur Differenzierung ähnlicher Bakterien durch Züchtung auf farbstoff-, traubenzucker- und sanatogenhaltigen Nährböden. *Inaug.-Diss.* Leipzig. (G. Fock). 1908.

59. W. Hoffmann, Zur Frage des Paratyphus, mit besonderer Berücksichtigung der bei ihm fehlenden Widalschen Reaktion. *Hygien. Rundschau.* 1902. S. 833.

60. A. Horn und E. Huber, Ein Beitrag zur Bakterienflora des Darmes gesunder, erwachsener Rinder, mit besonderer Berücksichtigung der Paratyphus B-Bazillen. *Centralblatt für Bakteriologie.* Orig. Bd. LXI. S. 452.

61. E. Hübener, Fleischvergiftungen und Paratyphusinfektionen. Verlag von G. Fischer. Jena 1910.

62. C. J. Hunt, Paratyphoid fevers. *Archiv of intern. Med.* 1913. Vol. XII. p. 64. (*Centralbl. f. Bakt.* Ref. Bd. LX. S. 216.)

63. M. Isabolinski u. B. Patzewitsch, Zur Frage über den diagnostischen Wert der Präzipitationsreaktion bei der Infektion mit der Typhus-Coli-Gruppe und besonders bei Fleischvergiftungen. *Centralbl. f. Bakt.* Orig. Bd. LXX. S. 192.

64. R. Jaffé, Variationen in der Typhus-Coli-Gruppe. *Arch. f. Hyg.* Bd. LXXVI. S. 145.

65. Johnston, Paratyphoid fever; report of four cases, analysis of all reported cases. *The american journal of the med. sciences.* 1902. August.

66. T. Kabeshima, Über Typhus- und Paratyphusschutzimpfung mittels gemischter Typhus- und Paratyphusvakzine und die Ergebnisse der Schutzimpfung in der Kais. japanischen Marine. *Centralblatt für Bakteriologie.* Orig. Bd. LXXIV. S. 294.

67. B. Kallmeyer, Zur Kasuistik des Paratyphus A. *St. Petersb. med. Wochenschrift.* 1909. No. 25. (*Centralblatt für Bakteriologie.* Ref. Bd. XLVI. S. 234.

68. H. Kayser, Über den Paratyphus. *Deutsche med. Wochenschrift.* 1903. S. 311.

69. Derselbe, Über den Typ A des Bac. par.; Typhusserumerfahrungen und zur Mischinfektionsfrage. *Ebenda.* 1904. S. 1803.

70. Derselbe, Die Bakteriologie des Paratyphus. *Centralblatt für Bakteriologie.* Orig. Bd. XXXV. S. 154.

71. Derselbe, Bakteriologischer Befund bei einem weiteren Fall von Paratyphus des Brion-Kayserschen Typus A. *Ebenda.* Orig. Bd. XL. S. 285.

72. Derselbe, Zur Frühdiagnose und Bakteriologie des Typhus sowie des Paratyphus. *Ebenda.* Orig. Bd. XLII. S. 185.

73. Derselbe, Über Vergleiche der Bildung von Antikörpern bei Menschen und Tieren (insbesondere Gruppenagglutininen). *Archiv für Hygiene.* Bd. LVII. S. 75.

74. A. Keck, Die Bedeutung der Tierindividualität und einiger anderer Faktoren für die spezifischen Qualitäten der Paratyphus B-Antisera. *Ebenda.* Bd. LXXIX. S. 333.

75. Fr. Kempff, Zur Biologie des Parat. A-Bacillus. *Inaug.-Diss.* Straßburg 1903.

76. E. Kirch, Über experimentelle Pseudotuberkulose durch eine Varietät des Bac. parat. B. *Arch. f. Hygiene.* Bd. LXXVIII. S. 327.

77. E. Klencker, Zur Biologie der Typhus-Coli-Gruppe. *Centralblatt für Bakteriologie.* Bd. XXXIX. S. 14.

78. W. N. Klimencki, Bacterium mariense (nov. spec.) ein neuer Alkalibildner. *Ebenda.* Orig. Bd. XLV. S. 481.

79. Klinger, Epidemiologische Beobachtungen bei der Typhusbekämpfung im Südwesten des Reiches. *Arb. a. d. Kais. Gesundheitsamt.* 1909. Bd. XXX. S. 584.

80. W. Kolle, Über Paratyphus und den Wert der Immunitätsreaktion für die Erkennung des Paratyphusbacillus. *Diese Zeitschrift.* 1906. Bd. LII. S. 287.

81. W. Korte, Ein Beitrag zur Kenntnis des Paratyphus. *Ebenda.* Bd. XLIV. 1903. S. 243.

82. K. Kutscher, Paratyphus- und Nahrungsmittelinfektion. *Berliner klin. Wochenschrift.* 1907. S. 1283.

83. Kutscher u. Meinicke, Vergleichende Untersuchungen über Paratyphus-, Enteritis- u. Mäusetyphusbakt. und ihre immunisatorischen Beziehungen. *Diese Zeitschrift.* Bd. LII. S. 301.

84. L. Lagane, Les infections d'origine ostréaire. *Presse méd.* 1912. No. 5. p. 1063. (*Centralbl. f. Bakteriologie.* Ref. Bd. LVIII. S. 76.)

85. Derselbe, Paratyphus A-Erkrankung bei einem Säugling von 8 Monaten. *Bull. de. la soc. de péd. de Paris.* 1914. Heft 1. S. 40. (Ref. *Berl. klin. Wochenschr.* 1914. S. 414.)

86. E. Levy u. W. Fornet, Nahrungsmittelvergiftung und Paratyphus. *Centralblatt für Bakteriologie.* Orig. Bd. XLI. S. 161.

87. E. Levy u. W. Gaethgens, Über die Beziehungen des Paratyphus zum Typhus. *Arb. a. d. Kais. Gesundheitsamt.* Bd. XXV. S. 250.

88. M. Liachowetzki, Eine neue Methode zum Studieren der lokomotorischen Funktion der Bakterien. *Centralblatt für Bakteriologie.* Orig. Bd. LVII. S. 180.

89. Sp. Livierato, Die Typhus- und typhusähnlichen Bakterien und die von ihnen hervorgerufenen Infektionen, betrachtet vom Standpunkt der passiven Anaphylaxie. *Ebenda.* Orig. Bd. LIII. S. 219.

90. Löffler, Die Bazillen der Typhusgruppe. *Bericht über d. XIV. Int. Kongr. f. Hygiene u. Demographie.* Berlin, Sept. 1907. Bd. II. S. 69.

91. A. May, On the isolation of a Paratyphoid-bacillus from a drinking water supply. *Journ. of the Royal Institute of public Health.* 1909. Vol. XVII. No. 9. p. 551. (*Centralbl. f. Bakteriologie.* Ref. Bd. XLV. S. 236.)

92. J Meinertz, Die klinische Diagnose des Typhus und Paratyphus. *9. Beiheft z. Med. Klinik.* 1910.

93. L. Michaelis, Die Säureagglutination der Bakterien, insbesondere der Typhusbazillen. *Deutsche med. Wochenschrift.* 1911. S. 969.

94. Sp. Minelli, Agglutinierbarkeit der Fickerschen Paratyphusdiagnostika. *Centralblatt für Bakteriologie.* Orig. Bd. XLI. S. 583.

95. M. Mitra, Sulla resistenza dei bacilli del paratifo A e B del bacterium coli e del bacillo del tifo rispetto a diversi acidi della serie grassa. *Pathologica.* Vol. III. 1911. No. 55. p. 70. (*Centralbl. f. Bakteriologie.* Ref. Bd. L. S. 271.)

96. M. Monnier et L. Riberau, Note sur un cas de fièvre paratyphoide terminé par la mort. *C. r. Soc. de Biol. I.* 69. 1910. p. 151. (*Centralbl. f. Bakteriologie.* Ref. Bd. XLVIII. S. 170).

97. R. Morgana, Über Bakterien im Tierdarm. *Brit. med. Journ.* 1905.

98. R. Müller, Paratyphus A in Schleswig-Holstein. *Münchener med. Wochenschrift.* 1910. S. 1860.

99. S. Muru, Azione del succo gastrico sui paratifi A e B. Morgagni *Archiv.* 1912. No. 9. (*Centralblatt für Bakteriologie.* Ref. Bd. LVI. S. 305.)

100. Netter et Rhibadeau-Dumas, Affections paratyphoides observées à Paris et dans les localités très diverses. *Soc. de Biol.* 4. Nov. 1905.

101. Netter et Rhibadeau, Infections paratyphoidiques. *Ebenda.* 11. Nov. 1905.

102. C. Nicolle et Cathoire, Existence en Tunisie des infections paratyphiques. Pouvoir agglutinant du sang des malades. *Ebenda.* T. I. p. 60. No. 7. (*Centralblatt für Bakteriologie.* Ref. Bd. XXXIX. S. 367.)

103. Dieselben, Etude d'une épidémie de fièvre typhoide africaine. Existence en Tunisie des infections paratyphiques. *Arch. de. l'Inst. Pasteur de Tunis.* 1906. T. III. p. 97. (*Centralblatt für Bakteriologie.* Ref. Bd. XL. S. 518.)

104. C. Nishino, Ein Beitrag zur vergleichenden Untersuchung der ParatyphusB- und Mäusetyphusbazillen. *Diese Zeitschrift.* Bd. LXIX. S. 92.

105. Paladino Blandini, Contributo alle conoscence sui paratifi. *Annali d'igiene esperimentale.* 1905. Vol. XV. Fasc. II.

106. E. Pelz, Über Nitritbildung durch Bakterien. *Centralblatt für Bakteriologie.* Orig. Bd. LVII. S. 1.

107. K. Poppe, Über die Frage der Ubiquität der Paratyphusbazillen in Nahrungsmitteln. *Arch. f. Hygiene.* Bd. LXXX. S. 216.

108. F. Porcelli-Titone, Über die Beweglichkeit der den ultravioletten Strahlen ausgesetzten Bakterien. *Centralblatt für Bakteriologie.* Orig. Bd. LXXVI. S. 54.

109. V. Porcile, Beitrag zur differentialdiagnostischen Unterscheidung der Typhus- und typhusähnlichen Bakterien mit Hilfe der Agglutination. *Diese Zeitschrift.* Bd. L. S. 215.

110. H. Přibram, Über die Eigenschaften des Eberth-Gaffkyschen Bacillus. *Ebenda.* Bd. LIV. S. 17.

111. Proescher and Roddy, A report of 48 new cases of paratyphoid fever. (Typ A). *Journ. of the Americ. med. Ass.* 1909. Vol. LII. No. 6. (*Centralblatt für Bakteriologie.* Ref. Bd. XLIV. S. 280.)

112. B. Purjesz, Paratyphus A. Kasuistik. *Wiener klin. Wochenschr.* 1910. Nr. 36.

113. Derselbe, Paratyphus A-Infektion. *Orvosi Hetilap.* No. 34.

114. F. Ravenna, Beitrag zur Diagnose der Paratyphusbazillen vermittelst gefärbter Nährböden. *Centralblatt für Bakteriologie.* Orig. Bd. LXVI. S. 546.

115. M. Raynaud et L. Nègre, Bacilles typhiques algériens. Isolement d'un bacille intermédiaire au typhique et au paratyphique. *C. r. Soc. de biol.* 1912. T. LXXII. p. 534. (*Centralblatt für Bakteriologie.* Ref. Bd. LIII. S. 454.)

116. L. Rimbaud et Rubinsteins, Recherches bactériologiques sur les matières fécales dans la fièvre typhoide. *Arch. de méd. expérim. d'anat. pathol.* 1908. T. XX. p. 773. (*Centralbl. f. Bakt.* Ref. Bd. XLIV. S. 274.)

117. Dieselben, Recherches bactériologiques sur les matières fécales. Etude des bacilles de la famille Coli-Eberth. *Ebenda.* 1909. T. XXI. No. 2. p. 126. (*Centr. f. Bakt.* Ref. Bd. XLIV. S. 274.)

118. F. Rolly, Über Paratyphuserkrankungen. *Med. Klinik.* 1911. S. 284.

119. F. Rolly, Über Paratyphusinfektionen. (Aus der med. Klinik. Leipzig.) *Münchener med. Wochenschrift.* 1911. S. 559.

120. Rouslacroix, Homoeothérapie bactérienne de la fièvre typhoide par un „immunigène" typhoidique. *C. r. Soc. de Biol.* T. LXXVII. p. 181. (*Centralblatt f. Bakt.* Ref. Bd. LXIV. S. 86.)

121. Roussel, Bacilles paratyphiques atypiques isolés par hémoculture. *Ebenda* 1914. T. LXXVI. p. 721. (*Centralblatt für Bakteriologie.* Ref. Bd. LXIV. S. 890.)

122. E. Sacquépée, Les infections paratyphoidiques. *Revue de médecine.* Dezember 1907.

123. Derselbe, Les infections paratyphoides dans l'Afrique du nord. *Bull. Soc. de Pathol. exot.* T. VI. 1913. p. 598. (*Centralblatt für Bakteriologie.* Ref. Bd. LX. S. 218.)

124. E. Sacquépée et F. Chevrel, Etudes sur les bacilles paratyphiques. *Duclaux Annales de l'Institut Pasteur.* 1906. p. 1.

125. Saltikow, Zur pathologischen Anatomie des Paratyphus. Virchows *Archiv.* Bd. CCXI. 1913. S. 467. (*Centralblatt f. Bakteriologie.* Ref. Bd. LVIII. S. 690.)

126. Chr. Schöne, Über Infektionen mit Paratyphusbazillen des Typ A und Befunde von verwandten Bakterien. *Diese Zeitschrift.* 1910. Bd. LXV. S. 1.

127. A. Schottelius, Bakteriologische Beobachtungen bei einer Paratyphusepidemie. *Münchener med. Wochenschrift.* 1905. S. 2116.

128. Schottmüller, Über eine das Bild des Typhus bietende Erkrankung, hervorgerufen durch typhusähnliche Bazillen. *Deutsche med. Wochenschrift.* 1900. S. 511.

129. Derselbe, Weitere Mitteilungen über mehrere das Bild des Typhus bietende Krankheitsfälle, hervorgerufen durch typhusähnliche Bazillen (Paratyphus). *Diese Zeitschrift.* Bd. XXXVI. S. 368.

130. Derselbe, Über typhöse Erkrankungen. *Jahresk. f. ärztl. Fortb.* 1912. Okt. S. 3.

131. Schroeter u. Gutjahr, Vergleichende Studien der Typhus-coli-dysenteriebakterien im Anschluß an eine kleine Ruhrepidemie. *Centralblatt für Bakteriologie.* Orig. Bd. LVIII. S. 577.

132. F. Schweinburg, Über den Wert der bakteriologischen Untersuchung kleiner Blutproben für die klinische Diagnose des Typhus und Paratyphus. *Wiener klin. Wochenschrift.* 1910. Nr. 9.

133. Derselbe, Zur Epidemiologie und Ätiologie der Paratyphusinfektionen. *D. österr. Sanitätswesen.* Jhrg. 24. Nr. 29 u. 30. S. 619 u. 643. (*Centralblatt für Bakteriologie.* Ref. Bd. LV. S. 332.)

134. M. Segale, Sulla diagnosi culturale dei paratifi, e sulla reazione del rosso neutro. *Arch. p. l. science med.* T. XXXI. p. 347. (*Centralblatt für Bakteriologie.* Ref. Bd. XLIII. S. 230.)

135. E. Seifert, Ein Beitrag zur Differenzierung verschiedener zur Coli-Typhusgruppe gehöriger Bazillen durch Züchtung auf verschiedenen Nährböden. *Vet. med. Inaug.-Diss.* Berlin 1912. (*Centralblatt für Bakteriologie.* Ref. Bd. LVIII. S. 82.)

136. G. Seiffert, Studien zur Salmonella-Gruppe (Paratyphus B-Gruppe). *Diese Zeitschrift.* Bd. LXIII. S. 273.

137. E. Seitz, Die Lackmusmolke als differentialdiagnostisches Hilfsmittel und ihr Ersatz durch eine künstliche Lösung. *Diese Zeitschrift.* Bd. LXXI. S. 405.

138. O. Semple and E. O. W. Graig, An enquiry on enteric fever in India. *Scientific Mem. by Officers of the medical and sanitary Departments of the Government of India.* No. 32. Calcutta 1908. (*Centralblatt für Bakteriologie.* Ref. Bd. XLIII. S. 207.)

139. Spät, Die Diagnose der typhösen Erkrankungen des Menschen. *Wiener klin. Wochenschrift.* 1907. Nr. 3.

140. Springer, Ein Fund von Bac. paratyphi Typus A in der Gallenblase, nebst Einwirkung der Bakterien der Typhus-Coligruppe auf verschiedene Zuckerarten. *Centralblatt für Bakteriologie.* Orig. Bd. LX. S. 2.

141. J. Stamm, Über die Bedeutung des von einigen pathogenen Bakterien der Typhus-Coligruppe unter anaeroben Bedingungen produzierten Gases für die Differentialdiagnose. *Ebenda.* Orig. Bd. XLII. S. 590.

142. F. Steinhaus, Über den Paratyphus. *Zeitschrift f. Medizinalb.* 1905. S. 29.

143. H. Stromberg, Zur Frage über die Umwandlung wichtiger biologischer Eigenschaften bei Bakterien (der Enteritisgruppe). *Centralblatt für Bakteriologie.* Orig. Bd. LVIII. S. 401.

144. V. R. Stühlern, Über Typhusbakteriämie und Agglutinationsvermögen im Verlauf des Typhus abdominalis. *Ebenda.* Orig. Bd. XLIV. S. 178.

145. Sulima, Über den Einfluß der Fiebertemperaturen auf die Mikroben und die Schutzkräfte des Organismus. *Ebenda.* Orig. Bd. XLVIII. S. 318.

146. J. Thies, Agglutination der Paratyphusbazillen bei echtem Typhus. *Berliner klin. Wochenschrift.* 1908. S. 2300.

147. H. Trautmann, Der Bacillus der Düsseldorfer Fleischvergiftung und die verwandten Bakterien der Paratyphusgruppe. *Diese Zeitschrift.* Bd. XLV. S. 139.

148. P. Uhlenhuth u. E. Hübener, Paratyphus A. Kolle-Wassermann *Handbuch der pathogenen Mikroorganismen.* G. Fischer, Jena. 1913. 2. Aufl. 61/62. Lief. Bd. III. S. 1136.

149. K. Umecka, Lebensdauer der Typhus- u. Paratyphusbazillen in Speisen und Getränken. *Zeitschr. f. Militärärzte.* Tokio. 1912. Nr. 36. (*Centralblatt für Bakteriologie.* Orig. Bd. LVIII. S. 80.

150. G. Vetrano, Bakteriolytische und antitoxische Wirkung der Galle. *Centralblatt für Bakteriologie.* Bd. LII. S. 275.

151. Vourland, Action de quelques bactéries sur les hydrates de carbon et le lait tournesolé. *Ebenda.* Orig. Bd. XLV. p. 97.

152. Wagner, Paratyphusbakterien ohne Gasbildungsvermögen. *Ebenda.* Orig. Bd. LXXI. S. 25.

153. Weber u. Haendel, Paratyphus- und paratyphusähnliche Bakterien mit besonderer Berücksichtigung ihrer Verbreitung in der Außenwelt und ihrer Beziehungen zu Mensch und Tier. *Berliner klin. Wochenschrift.* 1902. S. 2205.

154. H. Wichern, Quantitative Untersuchungen über die Reduktionswirkung der Typhus-Coli-Gruppe. *Archiv f. Hygiene.* Bd. LXXII. S. 1.

155. J. F. Windsor, The bacteriology of human bile with especial reference to the typhoid carrier problem. *Quarterly Journ. of Med.* 1911. Vol. IV. No. 14. (*Centralbl. für Bakteriologie.* Ref. Bd. L. S. 261.)

156. T. Yamanouchi, Toxicité du filtrat des cultures en bouillon des bacilles typhiques et paratyphiques. *Compt. rend. Soc. de Biol.* T. LXVI. 1909. No. 23 p. 1050. (*Centralblbatt f. Bakteriologie.* Ref. Bd. XLVII. S. 18.)

157. L. Zupnick, Über gattungsspezifische Immunitätsreaktionen. *Diese Zeitschrift.* Bd. XLIX. S. 447.

158. Derselbe, Über die differentialdiagnostische Bedeutung des Agglutinationstiters für Typhus und Paratyphus. *Deutsche med. Wochenschrift.* 1905. S. 1749.

159. Derselbe, Über verschiedene Arten von Paratyphus u. Fleischvergiftungen. *Diese Zeitschrift.* Bd. LII. S. 513.

160. L. Zupnick u. O. Posner, Typhus u. Paratyphus. *Wiener klin. Wochenschrift.* 1903. Nr. 18.

161. E. Zweifel, Bakteriologische Untersuchungen von rohem Hackfleisch mit besonderer Berücksichtigung der Bazillen der Paratyphusgruppe. *Centralblatt für Bakteriologie.* Orig. Bd. LVIII. S. 115.

Metzger & Wittig, Leipzig.

www.ingramcontent.com/pod-product-compliance
Lightning Source LLC
LaVergne TN
LVHW091729021026
849161LV00003BB/511
9783112670897